Dr. med. Martin Sillem

Endometriose – gutartig, aber gemein

INFORMATIONEN UND RATSCHLÄGE

Mit 2 Abbildungen und 4 Tabellen

PIPER MÜNCHEN
CHAPMAN & HALL WEINHEIM

SERIE GESUNDHEIT
PIPER/C&H

Dr. med. Martin Sillem
Gynäkologische Endokrinologie
und Fertilitätsstörungen
Universitäts-Frauenklinik
Voßstr. 9
69115 Heidelberg

In diesem Buch enthaltene Dosierungsangaben wurden mit aller Sorgfalt überprüft. Dennoch übernehmen Autor und Verlage – auch im Hinblick auf mögliche Druckfehler – keine Gewähr für die Richtigkeit. Dem Leser wird empfohlen, sich vor einer Medikation in jedem Fall über Indikationen, Kontraindikationen und Dosierung anhand des Beipackzettels oder anderer Unterlagen des Herstellers zu unterrichten. Das gilt insbesondere bei selten verwendeten oder neu auf den Markt gekommenen Präparaten.

ISBN 3-492-12225-6
Originalausgabe September 1995
R. Piper GmbH & Co. KG, München

Umschlag: Federico Luci
Foto: Mauritius, Mittenwald
Foto Umschlagrückseite: Christine Wolf, Heidelberg
Gesamtherstellung: Clausen & Bosse, Leck
Printed in Germany

Inhalt

Vorwort

Endometriose läßt sich als »Gebärmutterschleimhautkrankheit« ins Deutsche übersetzen, einen umgangssprachlichen Ausdruck gibt es nicht. Frauen mit dieser Krankheit haben außerhalb der Gebärmutter Gewebe-»nester«, die aussehen wie Gebärmutterschleimhaut und sich auch so verhalten. Beschreibungen aus dem alten Ägypten legen nahe, daß die Krankheit bereits damals bekannt war. Grundlegende wissenschaftliche Theorien über die Krankheitsentstehung wurden in der ersten Hälfte unseres Jahrhunderts aufgestellt und sind im wesentlichen heute noch gültig. Seit vor etwa 25 Jahren die Betrachtung der Bauchhöhle durch die Einfuhrung der Bauchspiegelung wesentlich vereinfacht wurde, wird die Endometriose öfter erkannt. Ob gleichzeitig die tatsächliche Häufigkeit zugenommen hat, ist unklar.

Endometriose ist die zweithäufigste gutartige Erkrankung der weiblichen Geschlechtsorgane. Man schätzt, daß etwa zehn Prozent aller Frauen im fortpflanzungsfähigen Alter von ihr betroffen sind. Rund die Hälfte leidet derart unter den Hauptsymptomen, Schmerzen und Unfruchtbarkeit, daß eine Behandlung notwendig wird. Obwohl die Krankheit so gut wie nie lebensbedrohlich wird, kann sie die Lebensplanung betroffener Frauen ganz erheblich beeinträchtigen. Leider sind trotz der Häufigkeit der Endometriose bezüglich ihrer Krankheitsursachen und der Mechanismen, die die Beschwerden hervorrufen, mehr Fragen offen als geklärt. Das bedeutet, daß auch eine ursächliche Behandlung heute noch nicht zur Verfügung steht.

Je nach individueller Situation und Beschwerdebild kommen sehr unterschiedliche Behandlungsweisen in Frage. Verschiedene Medikamente können zwar die Schmerzen schnell und deutlich reduzieren, sie müssen jedoch meist über einen längeren Zeitraum eingenommen werden und sind mit erheblichen Nebenwirkungen behaftet. Während eine Bauchspiegelung zur sicheren Diagnose meist nicht zu umgehen ist, müssen operative Schritte, besonders wenn die Entfernung von Organen ansteht, sehr genau besprochen und geplant werden. Einerseits sind alle Behandlungsmöglichkeiten mit einer gewissen Rückfallquote behaftet, andererseits verschwindet die Endometriose in den Wechseljahren meist von selbst. Dies ist für jüngere Frauen ein schwacher Trost, kann aber für Frauen über vierzig ein Grund sein, sich eher für eine zurückhaltende Behandlung zu entscheiden.

Wie sehr die Endometriose Sie derzeit beeinträchtigt, können nur Sie selbst beurteilen. Ihre Ärztin oder Ihr Arzt wird dagegen die Erfolgsaussichten der verschiedenen Behandlungsformen und ihre Nebenwirkungen darstellen und gegenüber dem möglichen weiteren Krankheitsverlauf abwägen. Dies macht nach meiner Erfahrung lange und intensive Gespräche notwendig, in denen eine enorme Menge an Informationen ausgetauscht werden muß. Je mehr Sie über diese Krankheit wissen, desto mehr kann ein solches Gespräch sich auf Ihre individuelle Situation beziehen, desto weniger Mißverständnisse treten auf und desto schneller und fundierter können Entscheidungen getroffen werden.

Da Sie sich zum Kauf dieses Buchs entschieden haben, nehme ich an, daß Sie möglichst viel über die Endometriose erfahren möchten. Die Natur der Erkrankung bringt es jedoch mit sich, daß von den dargestellten Sachverhalten nur ein Teil für Sie persönlich wichtig ist. Auch für die Gewichtung dieser Informationen ist das ärztliche Gespräch hilfreich. Es ist kaum zu vermeiden, daß das Buch in manchen Abschnitten meine persönliche Meinung widerspiegelt, die von der Ihrer Ärztin oder Ihres Arztes abweichen kann. Natürlich wiegt ihr oder sein Rat, der auf der Kenntnis Ihres speziellen Falles beruht, schwerer als meine generellen Ausführungen. Außerdem ist zu hoffen, daß sich bald Neuerungen in Erkennung und Behandlung ergeben, die gegebenenfalls in spätere Auflagen aufgenommen werden.

Damit ist auch schon gesagt, was ich erreichen möchte: Sie in verständlichen Worten informieren. Das Buch soll dagegen auf keinen Fall eine Art »Do-it-Yourself«-Anleitung darstellen. Die Kapitel bauen jeweils aufeinander auf und Fremdwörter werden, falls ihre Verwendung nicht zu umgehen ist, bei der ersten Erwähnung erklärt. Es empfiehlt sich also eine Lektüre von vorn nach hinten. Wird ein Zurückblättern notwendig, so hilft das Register beim Auffinden der entsprechenden Stellen, außerdem ist ein Verzeichnis der wichtigsten Fachausdrücke beigefügt.

1 Grundlagen

Die weiblichen Geschlechtsorgane

Um das Krankheitsgeschehen zu verstehen, das sich bei der Endometriose abspielt, muß man zunächst die Organe kennen, die am häufigsten befallen werden. Dies sind die inneren Geschlechtsorgane: Gebärmutter, Eileiter und Eierstöcke sowie das umgebende Bauchfell mit seinen Taschen. All diese Organe sind mehr oder weniger beweglich im kleinen Becken »aufgehängt«, das den untersten Abschnitt der Bauchhöhle bildet. In enger Nachbarschaft befinden sich hier außerdem die Blase und der Mastdarm. Abbildung 1-1 zeigt schematisch das kleine Becken von der Seite gesehen.

Die *Gebärmutter* hat normalerweise die Form und Größe einer (auf den Stiel gedrehten) Birne. Der untere Abschnitt, der Gebärmutterhals, enthält den Gebärmutterhalskanal, der die Gebärmutterhöhle mit der Scheide verbindet. In dem derben Gewebe des Gebärmutterhalses sind die Bindegewebsstränge verankert, die die Gebärmutter mit den Beckenknochen verbinden. Besonders wichtig sind zwei Stränge, die beiderseits nach hinten zum Kreuzbein verlaufen, die *Sacrouterinbänder*. Diese können sich bei Endometriosepatientinnen während einer ärztlichen Untersuchung oder beim Geschlechtsverkehr schmerzhaft bemerkbar machen. Die Gebärmutterhöhle hat die Form eines Dreiecks,

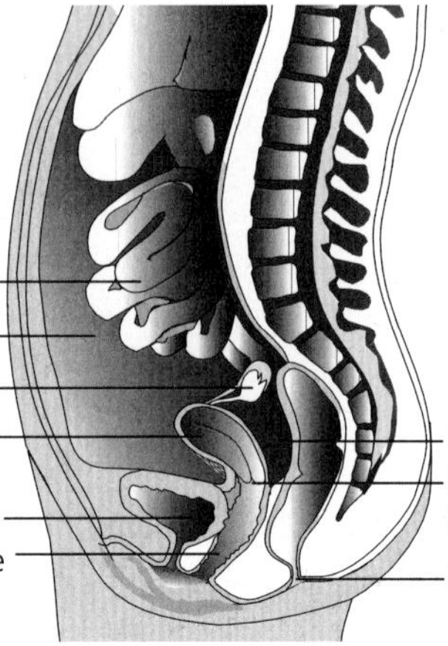

Abb. 1-1: Das kleine Becken von der Seite gesehen

das auf der Spitze steht; die untere Ecke bildet der innere Muttermund als Eingang zum bereits erwähnten Gebärmutterhalskanal, in den beiden oberen Ecken befinden sich die inneren Öffnungen der Eileiter. Der Begriff »Gebärmutterhöhle« ist insofern irreführend, als bei der gesunden, nicht schwangeren Frau die Wände aneinanderliegen. Diese Wände sind vollständig von einer Schleimhaut, *Endometrium* genannt, ausgekleidet, die sich im Verlauf des Zyklus fortwährend verändert und deren teilweiser Abbau am Zyklusende für die Monatsblutung verantwortlich ist (siehe unten). Die Schleimhaut wird nach außen hin von der dicksten Schicht der Gebärmutterwand umgeben, bestehend aus kreuz und quer verlaufenden Muskelfasern, dem *Myometrium.* Diese Muskelfasern können sich unter dem Einfluß von bestimmten Botenstoffen zusammenziehen. Eine spiegelglatte, dünne Haut überzieht schließlich den oberen Anteil der Gebärmutter und die sich seitlich anschließenden

Eileiter: das *Bauchfell* (lateinisch Peritoneum). Dieses bedeckt auch übergangslos Blase und Mastdarm. Zwischen den Organen des kleinen Beckens bildet das Bauchfell Taschen, von denen diejenige zwischen Gebärmutter und Mastdarm besonders wichtig ist, da sie den tiefsten Punkt der weiblichen Bauchhöhle darstellt. Hier, im *Douglas-Raum,* können sich Flüssigkeit und Menstruationsblut ansammeln. Seitlich ziehen hier die beiden oben erwähnten Sacrouterinbänder und die Harnleiter vorbei, die den Urin von den Nieren in die Blase leiten.

Die *Eileiter* sind dünne Muskelschläuche, nicht ganz so dick wie ein Bleistift, und etwa zehn Zentimeter lang. Sie verlaufen in einer Falte des Bauchfells etwas geschlängelt von beiden oberen Ecken der Gebärmutter zur Seite hin. Innen sind sie von einer Schleimhaut ausgekleidet, die feinste Flimmerhärchen aufweist. Hier begegnen sich unter normalen Umständen Eizelle und Samenfaden. Innerhalb von einigen Tagen transportieren die Flimmerhärchen dann die befruchtete Eizelle zur Gebärmutterschleimhaut, wo sie sich einnistet. Am seitlichen Ende laufen die Eileiter in einen frei beweglichen Trichter aus, der das gesprungene Ei »auffängt«.

Die *Eierstöcke* sind etwa pflaumengroße, weiße Gebilde, die beiderseits der Beckenwand aufliegen. In der ersten Zyklushälfte reift hier ein Eibläschen heran, das etwa in der Monatsmitte platzt, die Eizellen und einige Nährzellen freisetzt und sich dann in den Gelbkörper umformt (siehe unten).

Der Monatszyklus

Dem mehr oder weniger regelmäßigen Eintreten der Monatsblutung liegt eine Vielzahl von miteinander verbundenen Signalmechanismen zugrunde. Einige wesentliche dieser Mechanismen sind auch heute noch ungeklärt. Die wichtigsten beteiligten hormonbildenden Organe sind das Zwischenhirn, die Hirnanhangsdrüse und die Eierstöcke. Das wichtigste Zielorgan ist die Gebärmutter, vor allem ihre Schleimhaut.

Bei der geschlechtsreifen Frau sendet das Zwischenhirn über ein besonderes Adergeflecht in etwa 90minütigen Abständen ein Signal (in Form des Gonadotropin-releasing-Hormons, GnRH) an die Hirnanhangsdrüse. Diese bildet hierauf zwei weitere Hormone, das *FSH* (es steht für »follikel-stimulierendes Hormon« und bedeutet eibläschenbildender Botenstoff) und das *LH* (es steht für »luteinisierendes Hormon« und bedeutet gelbkörperbildender Botenstoff). Beide zusammen nennt man auch *Gonadotropine*, was bedeutet, daß ihr Ziel die Keimdrüsen sind, also bei der Frau die Eierstöcke.

Unter dem Einfluß von FSH kommt es im Eierstock zum Heranreifen eines *Eibläschens* (Follikel). Dieses besteht neben der Eizelle selbst aus einem flüssigkeitsgefüllten Hohlraum und hierum kranzförmig angeordneten Zellen. Der Follikel stellt in diesem Zeitraum hauptsächlich das weibliche Geschlechtshormon *Östradiol* (ein Östrogen) her – und zwar zunehmend, je mehr das Eibläschen wächst. Außerdem werden geringe Mengen des männlichen Geschlechtshormons *Testosteron* freigesetzt. Durch das wachsende Eibläschen wird zunächst die Freisetzung von LH und FSH aus der Hirnanhangsdrüse gehemmt. Steigende Östradiolspiegel jedoch führen etwa zwei Wochen nach dem ersten Tag der Blutung dazu, daß LH in großer Menge freigesetzt wird. Das Eibläschen mißt nun rund zwei Zentimeter im Durchmesser und wird durch dieses Hormonsignal zum Springen gebracht. Dadurch wird die Eizelle und ein Teil der sie umgebenden Zellen freigesetzt, während sich die zurückbleibenden Zellen zum Gelbkörper (einem etwa haselnußgroßen Zellklumpen) umbilden. Der Gelbkörper bildet außer Östrogen das zweite wesentliche weibliche Geschlechtshormon, nämlich *Progesteron* (ein Gestagen). Er hat eine Lebensdauer von ziemlich genau 14 Tagen, wenn die Eizelle nicht befruchtet wird. Warum er danach seine Funktion einstellt, ist unklar. Jedoch setzt die Hirnanhangsdrüse nun wieder vermehrt FSH frei, und ein neues Eibläschen reift heran. Kommt es dagegen zur Befruchtung der Eizelle, so beginnt diese, ein Hormon herzustellen, das dem LH sehr ähnlich ist und den Gelbkörper für das erste Schwangerschaftsdrittel am Leben erhält. Dieses Hormon heißt *hCG* (humanes Choriongonadotropin).

Wie bereits oben erwähnt, ist das wichtigste Zielorgan der Eierstockhormone die Gebärmutterschleimhaut. Diese wächst unter dem Einfluß des Östrogens in der ersten Zyklushälfte bis zu einer Dicke von etwa einem Zentimeter heran. In der zweiten Hälfte kommt es als Reaktion auf das Gelbkörperhormon zu einem komplizierten, zeitlich genau geregelten Umbau der Schleimhaut, welcher der Vorbereitung auf die Einnistung der befruchteten Eizelle dient. Bleibt diese aus und fallen die Spiegel der Eierstockhormone, so führt dies zu einem Gewebeabbau, der einer Entzündung ähnelt. In der Folge werden Teile der Schleimhaut abgestoßen, was mit einer Blutung einhergeht. Der größte Teil des Gewebes und des Blutes fließt über den Gebärmutterhals nach außen ab, ein kleiner Anteil gelangt jedoch über die Eileiter in den Douglas-Raum. Mit ansteigenden Östrogenspiegeln heilt die Schleimhaut ab und beginnt erneut zu wachsen.

Tabelle 1-1: Übersicht über die wichtigsten am Zyklusgeschehen beteiligten Hormone

Hormon	**Ort der Zusammensetzung**	**Wirkung**
GnRH	Zwischenhirn	Zusammensetzung und Freisetzung von FSH und LH in der Hirnanhangsdrüse
FSH	Hirnanhangsdrüse	regt das Wachstum des Eibläschens an
LH	Hirnanhangsdrüse	löst den Eisprung aus und unterhält zusammen mit FSH den Gelbkörper
Östradiol	Eibläschen	regt die Gebärmutterschleimhaut zum Wachstum an
Progesteron	Gelbkörper	bereitet die Gebärmutterschleimhaut auf die Einnistung der befruchteten Eizelle vor

Östrogene haben aber auch auf den gesamten Organismus wichtige Auswirkungen; sie sind für die Ausbildung der sekundären Geschlechtsmerkmale zuständig (Brustentwicklung, Körperform und Behaarung). Bei der erwachsenen Frau spielen insbesondere Wirkungen auf den Knochen, die Blutgefäße und die Leber eine Rolle. (Tabelle 1-1 gibt zusammenfassend eine Übersicht über die wichtigsten Hormone, die am Zyklusgeschehen beteiligt sind.)

Wie entsteht Endometriose?

Obwohl sich zahlreiche Wissenschaftler teils unter Einsatz neuester molekularbiologischer Techniken bemühen, diese Frage zu klären, müssen wir uns im wesentlichen immer noch mit Erklärungsmodellen begnügen, die aus dem ersten Viertel des Jahrhunderts stammen. Man spricht von Endometriose, wenn Gewebebezirke, die in ihrem Aussehen und Verhalten der Gebärmutterschleimhaut sehr ähnlich sind, außerhalb der Gebärmutter gefunden werden. Das bedeutet, daß sie entweder auf irgendeinem Weg dorthin gelangt sind oder daß sehr einfache Zellen sich nicht so entwickelt haben wie das umgebende Gewebe, sondern zu einer Art Gebärmutterschleimhautzellen.

Die erste Theorie zur Krankheitsentstehung fußt auf der Beobachtung, daß die Menstruationsflüssigkeit lebensfähige Zellen enthält. Werden diese Zellen an einen Ort verschleppt, an dem sie festwachsen können, so entsteht ein Endometrioseherd. Einer dieser Verschleppungswege kann der *rückläufige Menstruationsfluß* durch die Eileiter in die Bauchhöhle sein. Weitere mögliche Wege sind der Weitertransport von solchen Gewebebröckchen, entweder in der Blutbahn oder im Lymphsystem (das eine Art »Gewebereinigungssystem« darstellt) und schließlich die Verschleppung von Gebärmutterschleimhaut im Rahmen einer Operation. Es wird vermutet, daß auf diese Weise wandernde Zellen für die Entstehung von Herden weitab vom kleinen Becken verantwortlich sind. Außer in der Milz sind in praktisch allen Organen Endometrioseherde gefunden worden. Allerdings sind diese extragenitalen Herde sehr selten. Obwohl die Eigenschaft der Endometriose, Absiedlungen zu bilden, an Krebserkrankungen erinnert, bestehen auch diese »Tochtergeschwülste« aus gutartigen Zellen.

Warum die an sich normale rückläufige Menstruation in

die Bauchhöhle bei manchen Frauen zur Endometriose führen soll, bei der Mehrheit dagegen nicht, ist unklar. Es wurde jedoch beobachtet, daß bestimmte weiße Blutkörperchen (natural killer cells), die Tumorzellen abtöten können und wohl bei der Abwehr von bakteriellen Infektionen eine Rolle spielen, bei Frauen mit Endometriose weniger gut arbeiten als bei Gesunden. Hieraus wurde abgeleitet, daß diese Zellen auch ihrer Aufgabe, versprengte Schleimhaut zu beseitigen, nicht gerecht würden. Denkbar ist auch eine erhöhte Anhaftungs- und Durchwanderungsfähigkeit der im Monatsfluß enthaltenen Gewebsbröckchen.

Die zweite Theorie beruht auf der Erkenntnis, daß alle Gewebe der weiblichen Geschlechtsorgane (mit Ausnahme der Eierstöcke) auf ein *Urorgan des Embryos* zurückgehen und sich erst im Laufe der Entwicklung des Organismus in die verschiedenen Spezialgewebe ausgestalten. Das heißt, daß der »Bauplan« für eine Gebärmutterschleimhautzelle auch in anderen, sehr einfachen Zellen außerhalb der Gebärmutter vorliegt. Wird dieser Bauplan aktiviert – wie, ist wiederum unklar – so gestalten sich diese Zellen zu einem Endometrioseherd aus oder um. Diese Theorie kann im Gegensatz zu der ersten erklären, warum man sehr selten auch Endometriose bei Männern beobachten kann, die mit großen Mengen von Östrogenen behandelt werden, oder bei Frauen, bei denen aufgrund einer Fehlbildung gar keine Gebärmutter angelegt ist.

Beide Theorien haben also ihre Berechtigung. Die Mehrheit der Wissenschaftler nimmt jedoch heute an, daß die Verschleppung von Gebärmutterschleimhaut zahlenmäßig bedeutender ist. Gemeinsam ist beiden Erklärungsansätzen, daß die wachstumsanregende Funktion des Östrogens auf die Schleimhaut eine wesentliche Rolle spielt – in der Tat kommt die Endometriose vor der Pubertät nicht und nach den Wechseljahren nur sehr selten vor.

Mit zunehmender Verbreitung der Bauchspiegelung als sicherer Erkennungsmethode (siehe Kapitel 2) und einer abnehmenden Bereitschaft, Unterleibsschmerzen und Unfruchtbarkeit als schicksalhaft hinzunehmen, ist die Endometriose in den letzten 20 Jahren immer häufiger diagnostiziert worden. Es ist nicht bekannt, ob sich in diesem Trend auch eine echte Zunahme der Erkrankung zeigt. Es wurde in den letzten Jahren jedoch klar, daß man umso häufiger eine Endometriose findet, je genauer man untersucht. Bei einer Studie mit elektronenmikroskopischen Methoden fanden sich bei einem großen Teil der Untersuchten, das heißt auch der beschwerdefreien Frauen, solche Gewebeinseln. Dies läßt sich so interpretieren, daß der Unterschied zwischen »gesund« und »krank« nicht im Vorhandensein von Endometrioseherden an sich liegt, sondern in deren Menge, Ort und Folgeerscheinungen.

Der Vollständigkeit halber seien hier noch einige andere Phänomene erwähnt, die im Zusammenhang mit der Endometriose beobachtet wurden. Mehrere Untersuchungen haben ergeben, daß die Endometriose familiär gehäuft auftritt, wobei der genaue Vererbungsmechanismus noch nicht geklärt ist. Die Suche nach einer typischen »Endometriosepersönlichkeit« ist erfolglos geblieben – man hatte zunächst geglaubt, die Krankheit befiele vor allem sozial besser gestellte, berufstätige Frauen. Es stellte sich jedoch heraus, daß diese Frauen früher lediglich einen besseren Zugang zu ärztlicher Versorgung hatten, und daher die Krankheit häufiger erkannt wurde. Im Blut von Endometriosepatientinnen lassen sich auch Antikörper (Abwehrstoffe) gegen Gebärmutterschleimhaut und eine Reihe anderer Zellen oder Zellbestandteile nachweisen, was zu der Annahme geführt hat, es handele sich um eine *Autoimmunerkrankung*, also eine Abstoßung körpereigenen Gewebes. Ob diese Antikörper jedoch Ursache oder Folge der

Tabelle 1-2: Übersicht über die wichtigsten Erklärungsmodelle zur Entstehung der Endometriose

Theorie	Erklärung
Verschleppung (Metastasierung)	Bröckchen von Gebärmutterschleimhaut setzen sich an verschiedenen Orten im Gewebe fest
Gewebeveränderung (Metaplasie)	einfache Zellen entwickeln sich nicht so wie das umliegende Gewebe sondern wie Gebärmutterschleimhautzellen
Fehlfunktion von Abwehrzellen (Immundefekt)	Nester von Gebärmutterschleimhaut werden von »Aufräumzellen« nicht erkannt und können dadurch festwachsen

Erkrankung sind, ist bisher ungeklärt. Bei Rhesusaffen schließlich, konnte eine Verbindung zwischen der Zufuhr des Umweltgiftes Dioxin mit dem Futter und der Entwicklung und dem Schweregrad von Endometriose hergestellt werden. Die Bedeutung dieser Beobachtung für den Menschen ist bisher noch nicht klar. (Tabelle 1-2 faßt die verschiedenen Theorien zur Entstehung der Endometriose zusammen.)

Was passiert bei der Endometriose »vor Ort«?

Ganz ähnlich wie die »richtigen« Gebärmutterschleimhautzellen, sind die meisten Endometrioseherde mit Empfangsmöglichkeiten (Rezeptoren) für weibliche Geschlechtshormone ausgestattet. Einige dieser Empfangsmöglichkeiten scheinen jedoch gestört zu sein, wobei besonders die Progesteronrezeptoren in geringerer Zahl beobachtet werden. Die Herde können also auch auf den Entzug dieser Hormone am Ende des Monatszyklus mit einem Gewebeabbau und einer Blutung reagieren. Im Gegensatz zur Gebärmutterhöhle kann dieses Blut jedoch nicht abfließen, sondern bleibt zunächst im Gewebe liegen und muß dort abgebaut werden. Diesen Abbauvorgang bewerkstelligen weiße Blutkörperchen, ähnlich wie bei einer Entzündung oder bei einem »blauen Fleck«. Wie man an einer Schnittwunde leicht beobachten kann, wird Blut beim Austritt aus einem Gefäß sehr »klebrig«, was auf bestimmte Eiweißkomponenten zurückzuführen ist und der Blutgerinnung und Wundheilung dient. Diese Eiweißkomponenten können jedoch auch Teile des Bauchfells miteinander verkleben, was letztlich zu Verwachsungen führt. Im Endstadium entwickelt sich oft *Narbengewebe*, dessen Schrumpfung dann die Beweglichkeit der Organe des kleinen Beckens einschränkt. Verwachsungen und Narben weisen meist keine Empfangsmöglichkeit für Hormone mehr auf, was bei der Auswahl des Behandlungsverfahrens bedacht werden muß.

Sitzt ein Endometrioseherd auf dem Eierstock, so kann es passieren, daß dessen äußere Gewebeschicht den Herd »verschluckt«. Das Blut, das von diesem Herd abgesondert wird, sammelt sich nun im Eierstock in einer Höhle an, und es entsteht eine *Schokoladenzyste* (benannt nach ihrem typischen dickflüssigbraunen Inhalt). Obwohl solche Zysten recht groß werden können, findet sich oft nur ein kleiner Bezirk mit Endometriosegewebe, während der größte Teil des Zystenbalgs aus derbem Bindegewebe besteht. Dies macht zum einen verständlich, warum solche Zysten mit einer Hormonbehandlung nicht restlos beseitigt werden können, zum anderen erklärt es, warum auch eine große Zyste mit einer geringgradigen Endometriose einhergehen kann.

Herde, die zunächst im Bauchfell angesiedelt sind, können in benachbartes Gewebe vorwuchern, und dies zunächst umso besser, je empfänglicher sie für den Wachstumsanreiz für Hormone sind (auch hier zeigt sich ein Unterschied zu Krebsgewebe, das oft umso bösartiger ist, je weniger Rezeptoren es aufweist). Je weiter der Herd im Lauf der Zeit in das Bindegewebe vorwächst, desto mehr Narbengewebe bildet sich, was schließlich die Empfindlichkeit für Hormonsignale herabsetzt.

Mit all diesen Vorgängen gehen zahllose Veränderungen in der Zusammensetzung der Bauchhöhlenflüssigkeit einher. Diese ist normalerweise außerhalb der Periodenblutung eine klare, bernsteinfarbene Flüssigkeit. Beobachtet wurde beispielsweise eine vermehrte Aktivierung weißer Blutzellen und erhöhte Spiegel bestimmter Wachstumsfaktoren. Ob diese Veränderungen Ursache oder Folge der Erkrankung sind, ist noch ungeklärt; sie sind jedoch oft ausgeprägter, wenn vorwiegend farblose und rote (das heißt »frische«) Herde (siehe unten) vorliegen.

In welchem Zeitrahmen sich die oben beschriebenen Entwicklungen abspielen, ist nicht klar, da es nur wenige systematische Beobachtungen über Patientinnen gibt, die mehrere Bauchspiegelungen hatten, ohne in der Zwischenzeit behandelt zu werden. Nach diesen Beobachtungen kommen beispielsweise zunehmende Verwachsungen (etwa die Hälfte der Fälle) ebenso vor wie ein Stillstand oder eine Rückbildung der Herde. Hellrot gefärbte und farblose Bezirke treten bei jüngeren Frauen häufiger auf, während dunkle Herde und Verwachsungen bei etwas älteren Frauen häufiger sind. Auch dies deutet darauf hin, daß die ersteren ein Frühstadium der Erkrankung darstellen.

Warum verursacht Endometriose Schmerzen?

Zur Beantwortung dieser Frage muß zunächst gesagt werden, daß Schmerzen nicht gemessen werden können – sie sind ein Teil des persönlichen Erlebens der betroffenen Person und damit abhängig von deren Erfahrungen, Eigenschaften und Lebensumständen. Das mag zum Teil erklären, warum es nicht möglich ist, zwischen dem Ausmaß der Erkrankung und den Beschwerden einen allgemeingültigen Zusammenhang herzustellen. So können einige wenige kleine Herde bei einer Patientin heftige Schmerzen verursachen, während ein ausgedehnter Befall bei einer anderen Patientin zufällig entdeckt wird. Das bedeutet keineswegs, daß die eine tapferer ist als die andere, sondern daß neben dem ärztlichen Befund das Befinden der betroffenen Frau für die Planung der Behandlung entscheidend ist.

Drei Mechanismen können zur Erklärung der Schmerzen herangezogen werden:

- Besonders die kleinen, auf dem Bauchfell verteilten Herde, die im Frühstadium der Erkrankung beobachtet werden, sondern einen Stoff ab (*Prostaglandin*), der Schmerzfasern reizen und die Gebärmuttermuskulatur zum Zusammenziehen bringen kann. Allerdings erreicht die Menge an hergestelltem Prostaglandin nicht das Maß, das normalerweise in der Gebärmutterschleimhaut gefunden wird. Es wurde auch vermutet, daß die Kontrolle über den Prostaglandinstoffwechsel oder die Empfindlichkeit der Gebärmutterschleimhaut bei Endometriose verändert ist. Gestörte Bewegungen der Gebärmuttermuskulatur würden zu Krämpfen führen und außerdem vermehrt Menstruationsblut in die Bauchhöhle bringen.
- Die Bildung von *narbigen Knoten* um einen Endometrioseherd und Schokoladenzysten am Eierstock können auf Nerven drücken und dadurch Schmerzen auslösen.

– *Schrumpfung von Narbengewebe und Verwachsungen* schränken die Beweglichkeit der Organe in der Bauchhöhle ein, was sich zum Beispiel in Schmerzen während des Geschlechtsverkehrs oder in Krämpfen bei der Stuhlentleerung äußern kann.

Warum macht Endometriose unfruchtbar?

Die Unfruchtbarkeit in Fällen mit ausgedehnter Endometriose, die zu Verwachsungen und Vernarbungen, besonders im Bereich der Eileiter geführt hat, ist leicht durch eine mechanische Behinderung des Eisprungs oder einen blokkierten Transport von Samen-und/oder Eizelle zu erklären. Dagegen sind die Ursachen bei Patientinnen ohne solche Organschäden weit schwerer dingfest zu machen. Eine Zeitlang hat man angenommen, eine gestörte Gelbkörperfunktion oder ein ausbleibender Eisprung liege der Unfruchtbarkeit zugrunde; Untersuchungen weiterer Patientinnen und mit neueren Methoden konnten dies jedoch nicht bestätigen. Im Reagenzglas lassen sich nachteilige Effekte der Bauchhöhlenflüssigkeit von Endometriosepatientinnen auf Samenzellen auf die Bindung von Samen- an Eizellen und auf die Entwicklung von Mäuseembryonen beobachten, was als Erklärung für die herabgesetzte Fruchtbarkeit dieser Patientinnen herangezogen wurde. Der Schwachpunkt der Theorie liegt darin, daß der Befruchtungsvorgang, wie im Kapitel 1 beschrieben, gar nicht in der Bauchhöhle sondern im Eileiter stattfindet (dessen Flüssigkeitsgehalt so minimal ist, daß er zu einer Untersuchung nicht herangezogen werden kann). Für viele Fälle muß die Frage also korrekterweise anders lauten: Macht Endometriose unfruchtbar?

Für diese Annahme spricht, daß Endometriose bei etwa einem Drittel aller Frauen gefunden wird, bei denen wegen

Unfruchtbarkeit eine Bauchspiegelung durchgeführt wird. Beobachtungen bei Frauen mit Endometriose, die sich einer IVF-Behandlung (Befruchtung im Reagenzglas) unterzogen, sprechen für eine verminderte Qualität der Eizellen. Auch wenn die Eileiter durchgängig sind, so scheint doch der Transport kleinster Teilchen (Samenfäden oder Eizelle) bei der Endometriose gestört zu sein; dies läßt sich beobachten, wenn man die Wanderung von radioaktiv markierten Teilchen, die in die Scheide plaziert wurden, durch die Gebärmutter und die Eileiter mit einer Spezialkamera verfolgt. Diese Hysterosalpingoszintigraphie stellt eine neue Methode dar, die sich in der Praxis erst noch durchsetzen muß.

Möglicherweise ist jedoch auch die Endometriose nicht Ursache sondern Folge der Unfruchtbarkeit. Hierfür spricht erstens, daß die Wahrscheinlichkeit zu erkranken mit dem zeitlichen Abstand von der letzten Schwangerschaft steigt. Zweitens zeigte sich bei Frauen, bei denen trotz einer Bauchspiegelung die Ursache der Unfruchtbarkeit zunächst unklar blieb, während einer erneuten Bauchspiegelung häufig eine Endometriose.

Alle diese Beobachtungen beweisen jedoch keine ursächliche Beziehung. Das stärkste Argument gegen eine solche Beziehung ist, daß Frauen mit Endometriose, aber ohne Beschwerden, nach einer medikamentösen Behandlung nicht häufiger schwanger wurden als unbehandelte oder mit einem Scheinmedikament behandelte Frauen. Das bedeutet, daß insbesondere eine geringgradige Endometriose nicht von vornherein als einziger Grund für ungewollte Kinderlosigkeit betrachtet werden sollte, sondern daß andere Ursachen sorgfältig abgeklärt werden müssen.

Hat Endometriose etwas mit Krebs zu tun?

Obwohl die Endometriose auf den ersten Blick viele Merkmale aufweist, die an Krebs erinnern, ist eine Entartung des Gewebes eine extreme Ausnahme. Endometriosetumoren (Tumor bedeutet Schwellung) enthalten gutartige Zellen, auch wenn sie die Fähigkeit besitzen, in andere Organe vorzuwachsen oder sich in der Lunge oder an anderen entfernten Stellen anzusiedeln (was ebenfalls außerordentlich selten ist). Berichte, daß Krebs, besonders des Eierstocks, und Endometriose gelegentlich gleichzeitig beobachtet werden, müssen vor dem Hintergrund der Häufigkeit beider Krankheiten gesehen werden und stellen keinen Beweis für einen ursächlichen Zusammenhang dar.

Unabhängig von dieser fehlenden ursächlichen Beziehung muß jedoch bedacht werden, daß Knoten im kleinen Becken zwar typisch für die Endometriose sind, daß diese Knoten aber bei der ärztlichen Untersuchung bisweilen nur schwer von bösartigen Tumoren unterschieden werden können. Dies unterstreicht die Notwendigkeit einer genauen Abklärung (siehe Kapitel 2 »Wann ist eine Bauchspiegelung notwendig?«).

2 Wie erkennt man Endometriose?

Beschwerden

Eines der Probleme bei der Erkennung der Endometriose ist, daß alle Zeichen der Erkrankung (Symptome) auch andere Ursachen haben können. Ein weiteres Problem ist, daß auch bei einer schweren Endometriose die Beschwerden der Patientin minimal sein können. Es gibt also keine »untrüglichen Zeichen« für das Vorliegen der Krankheit.

Aus den vorangehenden Kapiteln wird verständlich, daß Symptome typischerweise in einer zeitlichen Beziehung zur Monatsblutung stehen. Das häufigste Beispiel ist die im Laufe der Zeit immer *schmerzhafter werdende Monatsblutung* selbst (sekundäre Dysmenorrhoe). Bei jungen Mädchen können Monatsblutungen bisweilen auch sehr schmerzhaft sein, ohne daß ein Grund vorliegt; bestehen solche Schmerzen allerdings auch unter einer Behandlung beispielsweise mit einer Antibabypille fort oder gibt die ärztliche Untersuchung entsprechende Hinweise (siehe unten), so sollte auch in diesen Fällen an eine Endometriose gedacht werden.

Auf eine Endometriose deuten auch *Schmerzen bei der Blasen- und Darmentleerung*, die unmittelbar vor oder während der Blutung auftreten; in extremen Fällen gehen diese Schmerzen mit Blutabsonderungen einher. Besonders belastend können tief im Becken empfundene *Schmerzen beim*

Geschlechtsverkehr sein; unter anderem deshalb, weil viele Frauen es schwierig finden, darüber zu sprechen.

Manche Frauen klagen auch über *dumpfe Unterleibsschmerzen*, die in keinem klaren Zusammenhang mit der Monatsblutung stehen, oder über ein Bläh- oder Druckgefühl. Schließlich können auch *Schmierblutungen* auf eine Endometriose zurückzuführen sein.

Trotz unklarer ursächlicher Beziehung zwischen Endometriose und Unfruchtbarkeit gibt es einen klaren zahlenmäßigen Zusammenhang. Das bedeutet, daß immer auch an Endometriose gedacht werden muß, wenn der Kinderwunsch unerfüllt bleibt – selbst wenn eine Frau schon Kinder geboren hat.

Befunde bei der frauenärztlichen Untersuchung

Nach dem Gespräch mit der Ärztin oder dem Arzt, in dem die Punkte des vorigen Abschnitts besprochen wurden, kann eine frauenärztliche Spiegel (Speculum)- und Tastuntersuchung weitere Hinweise geben. Dunkelblaue Knoten am Nabel, in Operationsnarben und in alten Dammschnittnarben von früheren Geburten sind mit dem bloßen Auge zu erkennen. Bei der Spiegeluntersuchung der Scheide werden der äußere Muttermund und das hintere Scheidengewölbe genau betrachtet. Besonders wichtig ist die *Tastuntersuchung*, die Aufschluß über die Lage und Größe der Gebärmutter und über Zysten an den Eierstöcken gibt. Auch der Douglas-Raum und die Haltebänder der Gebärmutter lassen sich vom hinteren Scheidengewölbe her gut beurteilen. Unangenehmerweise ist es oft die Auslösung des typischen Schmerzes, die den Verdacht erhärtet. Dieser tritt »lehrbuchgemäß« auf, wenn das Bauchfell des Douglas-Raumes durch das Spreizen von zwei Fingern gedehnt wird oder die knotig veränderten Sacrouterinbänder betastet werden. Den Raum zwischen Scheide und Mastdarm schließlich kann man am besten beurteilen, wenn man mit je einem Finger von Scheide und After her untersucht.

Häufig wird man die Tastuntersuchung durch eine *Ultraschalluntersuchung* des kleinen Beckens ergänzen. Dies geschieht entweder bei prall gefüllter Harnblase durch die Bauchdecken oder mittels einer speziellen Sonde, die in die Scheide eingeführt wird. Besonders aussagekräftig ist die Untersuchung dadurch, daß man in die Eierstöcke und dort eventuell vorhandene Zysten »hineinsehen« kann. Dies ist für die Abgrenzung der Endometriose von anderen Krankheitsbildern und für die Planung der Behandlung wichtig. Weiter lassen sich Form und Größe der Gebärmutter überprüfen und in manchen Fällen auch Endometrioseknoten im Douglas-Raum darstellen.

Wenn entsprechende Beschwerden vorliegen, ist es sinnvoll eine Spiegelung von Blase und Mastdarm durchzuführen, um zu klären, ob diese auf eine Endometriose zurückzuführen sind. Dies ist nicht sehr angenehm, aber auch nicht schmerzhaft. Eine Untersuchung von Gebärmutter und Eileitern mit Röntgenkontrastmittel (*Hysterosalpingographie*) kann über die Form der Gebärmutterhöhle sowie die Durchgängigkeit der Eileiter Hinweise geben, führt jedoch in bezug auf die Endometriose nicht weiter.

Das Beschwerdebild und die hier aufgezählten Untersuchungen gemeinsam erhärten den Verdacht auf das Vorliegen einer Endometriose, können aber selten den Beweis dafür liefern und sind für die Beurteilung der Ausdehnung der Erkrankung nicht ausreichend. Tabelle 2-1 gibt einen Überblick über Untersuchungen, die bei dem Verdacht auf Endometriose sinnvoll sein können und die helfen, das Krankheitsbild gegen andere Erkrankungen abzugrenzen.

Tabelle 2-1: Untersuchungen bei Endometriose

Beschwerden	**mögliche andere Ursachen**	**Untersuchung**
zunehmende Monatsschmerzen	Myom Adenomyosis uteri frühere Unterleibsentzündung	Tastuntersuchung, Ultraschall, (Hysteroskopie) Abstrich und Antikörper auf Chlamydien
Blutungsstörungen	Veränderungen an Gebärmutterschleimhaut und -hals, Störungen der Hormonproduktion im Eierstock	Abstrich oder Gewebeprobe Hormonbestimmung
Schwellung neben der Gebärmutter	»funktionelle« Zyste, Eierstocksgeschwulst, Wasseransammlung im Eileiter	Tastuntersuchung, Ultraschall (vor und nach Hormonbehandlung), Blutsenkung, (Ca 12–5)
Schmerzen und Blutung bei der Harnentleerung	Harnwegsinfekt, Steinleiden, Gewebsneubildungen	Urinprobe Blasenspiegelung, Röntgenkontrastmitteluntersuchung
Schmerzen und Blutung bei der Stuhlentleerung	chronisch-entzündliche Darmerkrankungen, Divertikulose, Gewebsneubildungen	Enddarmspiegelung, Röntgen-Kontrastmitteleinlauf

Gibt es Blutuntersuchungen zur Erkennung der Endometriose?

Wie auf so viele andere Fragen im Zusammenhang mit der Endometriose gibt es auch auf diese trotz intensiver Bemühungen bisher keine zufriedenstellende Antwort.

Eine Methode hat eine gewisse Verbreitung gefunden, nämlich die Bestimmung eines Stoffes, der auch als Tumormarker dient (allerdings sind die Werte bei Krebserkrankungen sehr viel höher). Es handelt sich um das Ca 12–5, das bei einem Teil der Frauen mit Endometriose erhöht ist. Leider kann der Marker auch bei Frauen mit Gebärmutterknoten (Myomen), die oft ähnliche Beschwerden machen, und bei Raucherinnen erhöht sein. Ein unauffälliger Wert macht die Diagnose etwas unwahrscheinlicher, schließt sie aber nicht aus, während ein auffälliger Wert mehrdeutig ist. Man kann Mehrfachmessungen zur Kontrolle des Behandlungserfolgs durchführen, oft wird man diesen aber auch anhand von anderen Beobachtungen beurteilen.

Etwas genauer scheint der Nachweis von Abwehrstoffen (*Antikörpern*) gegen Gebärmutterschleimhaut im Blut zu sein, allerdings ist die Methode so aufwendig, daß sie sich in der Routine noch nicht durchgesetzt hat. Darüber hinaus gibt auch diese Untersuchung keinen Aufschluß über die Ausdehnung der Erkrankung.

Soll das Beschwerdebild jedoch gegen andere Ursachen abgegrenzt werden, können andere Blutuntersuchungen sinnvoll sein. Hierzu gehören die Blutsenkung, Untersuchung auf Abwehrstoffe gegen bestimmte Krankheitserreger, die Unterleibsentzündungen verursachen, oder die Abklärung von hormonellen Ursachen der Unfruchtbarkeit.

Wann ist eine Bauchspiegelung notwendig?

Die vorangehenden Abschnitte lassen sich so zusammenfassen, daß es relativ einfach ist, die Verdachtsdiagnose »Endometriose« zu stellen. Soll die Diagnose bewiesen werden, ist eine Bauchspiegelung mit Entnahme von Gewebeproben meist nicht zu umgehen. Wann die Diagnose bewiesen werden muß, sollte von Fall zu Fall entschieden werden. Bei dieser Entscheidung spielen mehrere Erwägungen eine Rolle. Stehen schwere Schmerzen im Vordergrund, und ist eine gezielte medikamentöse Behandlung geplant, so sollte schon wegen deren Dauer, Nebenwirkungen (und Kosten) die Diagnose zweifelsfrei feststehen. Das gleiche gilt, wenn andere Erkrankungen mit Sicherheit ausgeschlossen werden sollen (wie bösartige Eierstocktumoren). Wird nach dem Grund für eine Unfruchtbarkeit gesucht, so steht die Bauchspiegelung meist am Ende einer Reihe von Untersuchungen (einschließlich der des männlichen Partners!) und wird oft mit einer Farbdurchspülung der Eileiter verbunden, um deren Durchgängigkeit zu untersuchen. Darüber hinaus sollte bedacht werden, daß die Erkrankung sich im Laufe der Zeit verschlimmern kann. Dies spielt besonders für die Frauen eine Rolle, die noch Kinder haben möchten.

Was passiert bei der Bauchspiegelung?

Die Bauchspiegelung (Laparoskopie oder Pelviskopie) wird fast immer in Vollnarkose durchgeführt, weil während des Eingriffs das Becken hoch- und der Oberkörper tiefgelagert wird, damit die Darmschlingen nach oben gegen das Zwerchfell fallen und so das kleine Becken der Betrachtung zugänglich wird. Dies würde ein ausgesprochen unangenehmes Gefühl verursachen, das sich mit örtlichen Betäubungsverfahren nicht unterdrücken läßt. Außerdem sind örtliche Betäubungsverfahren nur mit anderen, nicht mit weniger Gefahren verbunden. Im allgemeinen wird die Patientin am Vortag zu Untersuchungen ins Krankenhaus aufgenommen und kann dies am Tag nach dem Eingriff wieder verlassen, wenn alles unkompliziert verläuft und sie sich gut fühlt.

Technisch verläuft der Eingriff folgendermaßen: Zunächst wird, nachdem die Patientin eingeschlafen ist, die Harnblase über einen Katheter (Gummischlauch) entleert und die Tastuntersuchung bei entspannten Bauchdecken wiederholt. Dann wird der Gebärmutterhals von der Scheide aus mit einer Klemme angehakt, um die Gebärmutter hin- und herbewegen zu können. Über einen etwa zwei Zentimeter langen Einschnitt in der Nabelgrube wird erst Gas in die Bauchhöhle geblasen und anschließend ein stabförmiges optisches Gerät eingeführt, das die Betrachtung der Bauchhöhle erlaubt. Oft wird über einen zweiten Einstich an der Schamhaargrenze ein Taststab eingeführt, um die Organe besser bewegen zu können. Der Untersuchende kann nun das gesamte Bauchfell des kleinen Beckens betrachten, einschließlich des Überzugs von Gebärmutter, Eileitern, Blase und Mastdarm. Auch die Oberfläche der Eierstöcke läßt sich beurteilen. Beobachtet werden weiterhin die Farbe, das Ausmaß der Vernarbung von Endometrioseherden, sowie Art und Schweregrad von Verwachsungen. Über die gleichen oder weitere Einstiche lassen sich besondere chirurgische Instrumente einführen. Dies ist zur Entnahme von Gewebeproben notwendig, anhand derer die Diagnose mikroskopisch gesichert werden kann. Darüber hinaus können Verwachsungen gelöst und (in geeigneten Fällen) Eierstockzysten geöffnet und ausgeschält sowie Endometrioseherde verkocht werden (siehe Kapitel 3 »Operative Behandlung«). Abschließend werden die übrigen Organe der Bauchhöhle betrachtet, die Instrumente entfernt

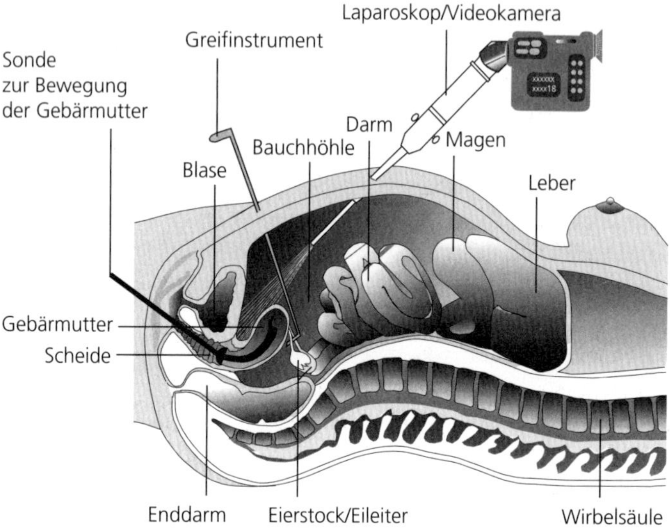

Abb. 2-1: Schematische Darstellung der Bauchspiegelung

und die Einstiche mit Hautnähten versorgt. In der Regel sind die Einstiche so klein, daß Mulltupfer und Pflaster als Verband genügen. Der Eingriff dauert im allgemeinen etwa eine Viertelstunde bis zwanzig Minuten, bei zusätzlichen operativen Schritten auch länger. Abbildung 2-1 zeigt eine schematische Darstellung der Bauchspiegelung.

Wenn die Patientin aufwacht, schmerzen die Einstichstellen und die Bauchdecken von der vorangegangenen Anspannung gelegentlich noch etwas. Oft tut, für die Patientin unerwartet, die rechte Schulter weh, was auf eine Reizung des Zwerchfells zurückzuführen ist. Der entsprechende Nerv verläuft neben dem für die Schulter zuständigen Nerv, und das Gehirn kann die beiden Informationen nicht auseinanderhalten. Werden im Rahmen des Eingriffs ausgedehnte

Verwachsungen gelöst oder andere Schritte unternommen, bei denen ausgedehnte Wundflächen entstehen, so können diese auch noch über mehrere Tage Beschwerden verursachen. In diesen Fällen ist es manchmal sinnvoll, den Krankenhausaufenthalt noch um ein paar Tage zu verlängern. Wichtig ist bei einer frühzeitigen Entlassung aus dem Krankenhaus, daß alle Beschwerden, die sich nach zwei Tagen nicht deutlich gebessert haben oder gar neu auftreten, der Ärztin oder dem Arzt gleich mitgeteilt werden. Nach ein bis zwei Wochen ist die Leistungsfähigkeit im allgemeinen wiederhergestellt.

Gelegentlich zeigt sich erst während des Eingriffs, daß die Bauchspiegelung bei einer Patientin technisch nicht durchführbar ist oder es ergeben sich durch die Untersuchung neue Aspekte, die einen Bauchschnitt sinnvoll oder dringend erforderlich machen. Vorab sollte daher zwischen Operateur und Patientin geklärt werden, ob in einem solchen Fall der Bauchschnitt gleich oder erst nach erneuter Besprechung der Lage durchgeführt werden soll.

Mit welchen Gefahren ist der Eingriff verbunden?

Spricht man über die Gefahren der Bauchspiegelung, so muß zunächst deutlich gesagt werden, daß die Bauchspiegelung ein Routineeingriff ist, bei dem es nur selten zu Zwischenfällen kommt. Denkbar sind allerdings einige, teils schwere Komplikationen, über die die Patientin vor dem Eingriff auch aus juristischen Gründen aufgeklärt werden muß. Sie werden hier vor allem aufgeführt, um die Belastung zu vermindern, die entstehen kann, wenn diese Möglichkeiten erst kurz vor dem Eingriff besprochen werden. Nur selten werden sie Grund genug sein, eine Bauchspiegelung nicht durchzuführen.

Beim Einbringen der Instrumente in den Bauchraum kann es zu Verletzungen des Darms, der Harnblase, der Gebärmutter, der Bauchschlagader, der unteren Hohlvene und von Gefäßen in der Bauchwand kommen. Dieses Risiko ist besonders dann gegeben, wenn vorangegangene Operationen zu Verwachsungen an der vorderen Bauchwand geführt haben, in solchen Fällen wird der Eingriff oft von vornherein als »offene« Laparoskopie geplant. Meistens lassen sich Verletzungen im Rahmen der Bauchspiegelung versorgen und erfordern zunächst nur eine genauere Überwachung, gelegentlich ist es jedoch nötig, den Bauch zu eröffnen. Werden während der Bauchspiegelung weitere chirurgische Schritte unternommen, kann es auch hierdurch zu Blutungen kommen. Bei lebensbedrohlichen Blutungen oder schweren Verletzungen kann die Entfernung einzelner Organe oder Organteile notwendig werden. Denkbar ist auch eine Verschleppung von Krankheitserregern in die Bauchhöhle mit nachfolgender Bauchfellentzündung. Gelegentlich entwickeln sich Komplikationen auch erst nach der Operation und können (sehr selten) einen erneuten Eingriff erforderlich machen. Lästig, jedoch stets gut zu behandeln, sind Blasenentzündungen, die auf den Katheter zurückgehen. Harmlos ist meist auch ein verlängertes Nässen der Einstichstellen, wenn diese vom Arzt entsprechend behandelt werden.

Zum Risiko des Eingriffs selbst kommt das der Vollnarkose hinzu, wenngleich auch diese, besonders bei jungen Patientinnen, kaum je ernsthafte Probleme bereitet. Auch über diese Gefahren und Nebenwirkungen wird die Patientin in einem ausführlichen Gespräch mit dem Narkosearzt aufgeklärt.

Wie beurteilt man den Schweregrad der Erkrankung?

Verschiedene Stadieneinteilungen, die die Befunde bei der Bauchspiegelung zusammenfassen, wurden entwickelt (beispielsweise die Acosta-Klassifikation, der »AFS-Score« der amerikanischen Gesellschaft zum Studium der Fruchtbarkeit und die »endoskopische Endometrioseklassifikation« nach Semm). Während solche Stadieneinteilungen bei Krebserkrankungen für Entscheidungen über die notwendige Therapie unerläßlich sind, geben »Endometriosestadien« hier nur einen gewissen Anhaltspunkt. Keine dieser Einteilungen berücksichtigt bisher, welches die hauptsächlichen Beschwerden der Patientin sind und in welchem Entwicklungsstadium sich die Endometriose befindet, obwohl diese beiden Faktoren nach heutiger Auffassung von entscheidender Bedeutung sind. Der besonders weit verbreitete AFS-Score stützt sich hauptsächlich auf die räumliche Ausdehnung der Erkrankung; aktive Herde und Verwachsungen fließen ebenso in die Gesamtpunktzahl ein wie die Größe einer Schokoladenzyste am Eierstock (die unter Umständen nur sehr wenig aktives Gewebe enthält) und die Durchgängigkeit der Eileiter (die für die Fruchtbarkeit entscheidend ist, aber keinerlei Beziehung zu Schmerzen hat). Für vergleichende wissenschaftliche Untersuchungen sind diese Bewertungssysteme dagegen sehr hilfreich.

Welche anderen Erkrankungen können ähnliche Beschwerden wie die Endometriose verursachen?

Monatsschmerzen sind als Symptom so weit verbreitet, daß sie von vielen Frauen, besonders wenn sie sich in Art und Stärke nicht verändern, als normal angesehen werden. Werden sie im Laufe der Zeit zu einer zunehmenden Belastung, so können neben der Endometriose folgende Ursachen in Betracht kommen:

- *Myome*, das sind gutartige Knotenbildungen der Gebärmuttermuskulatur, die bei bis zu vierzig Prozent aller Frauen über vierzig vorkommen können. Die Tast- und gegebenenfalls eine Ultraschalluntersuchung helfen bei der Unterscheidung.
- *Adenomyosis uteri*, ein Krankheitsbild bei dem Gebärmutterschleimhaut und -muskulatur gutartige Knoten in der Gebärmutterwand bilden. Manche Experten meinen, diese Erkrankung ist eine Form der Endometriose, andere halten sie für eine unabhängige Erscheinung. Frauen mit Adenomyosis sind im Durchschnitt älter als Endometriosepatientinnen und die Krankheit spricht nicht so gut auf eine Hormonbehandlung an. Die Diagnose ist schwierig.
- Folgezustände von *Unterleibsentzündungen*, die entweder nicht ganz ausgeheilt sind oder zu Verwachsungen geführt haben.

Von der Regelblutung unabhängige Schmerzen können außer den oben beschriebenen noch weitere Ursachen haben:

- *Verwachsungen* nach Operationen wie Kaiserschnitt oder Blinddarmoperation
- *Darmerkrankungen* wie reizbarer Darm und chronische (langandauernde oder wiederkehrende) Darmentzündungen
- *chronische Harnwegsentzündungen. Nieren- oder Blasensteine.*

Die beiden letzten Punkte müssen (neben Polypen) auch bedacht werden, wenn Blutabsonderungen aus Blase oder Darm beobachtet werden. Dumpfes Ziehen oder Druckgefühl kann neben einer Senkung auch durch Verwachsungen und Eierstockzysten hervorgerufen werden. *Eierstockzysten* sind oft harmlose, von selbst verschwindende »Irrtümer« der Eibläschenentwicklung, können aber auch gut- oder bösartige Gewebsneubildungen darstellen. Gelegentlich sammelt sich auch Gewebswasser in einer Kammerbildung aus Verwachsungen (Pseudozyste) oder in einem nach einer Entzündung verschlossenen Eileiter (Sactosalpinx) an. Eine Ultraschalluntersuchung und zeitlich begrenztes Abwarten können Anhaltspunkte geben, eine sichere Diagnose bringt die Bauchspiegelung.

Blutungsstörungen können bei Myomen, nach Entzündungen, bei hormonellen Störungen (gestörte Funktion des Gelbkörpers) und unter Einnahme von Hormonen, bei Veränderungen des Gebärmutterhalses und, besonders bei Frauen ab vierzig, infolge von Wucherungen der Gebärmutterschleimhaut auftreten – gelegentlich bleibt bei vereinzeltem Auftreten die Ursache auch unklar.

In manchen Fällen läßt sich für Unterbauchschmerzen auch nach gründlichen Untersuchungen keine Erklärung im Bereich der Beckenorgane finden. Hier kann es sinnvoll sein, durch ein eingehendes Gespräch mit einer Psychologin oder einem Psychologen *seelische Ursachen* aufzudecken und entsprechende Lösungswege zu weisen.

Wenn in dieser Liste immer wieder bösartige Erkrankungen erwähnt wurden, heißt das jedoch nicht, daß die Endometriose selbst eine bösartige Erkrankung oder eine Vorstufe hierzu darstellt (siehe oben).

Welche anderen Mechanismen können zur Unfruchtbarkeit beitragen?

»Unfruchtbarkeit« ist ein Symptom, das zahlreiche Ursachen haben kann, von denen bei dem betroffenen Paar meist mehr als eine einzige gefunden wird. Man spricht von »Sterilität«, wenn nach zwei Jahren regelmäßigen Geschlechtsverkehrs ohne Verhütung noch keine Schwangerschaft eingetreten ist. Die Wahrscheinlichkeit für den Eintritt einer Schwangerschaft beträgt normalerweise etwa 20% pro Zyklus. Das bedeutet, daß 80% aller Paare innerhalb eines Jahres eine Schwangerschaft erreichen, bei den restlichen 20% tritt diese mit einer Wahrscheinlichkeit von 65% im zweiten Jahr ein. Die Chancen sinken in den folgenden Jahren langsam ab, betragen aber nach fünf Jahren ohne ärztliche Maßnahmen immer noch etwa ein Drittel. Diesen an sich ermutigenden Zahlen steht die Beobachtung entgegen, daß die Fruchtbarkeit bei Frauen über 35 deutlich abnimmt. Wichtig ist, daß bei etwa der Hälfte aller ungewollt kinderlosen Paare bei Mann und Frau Störungen der Fruchtbarkeit gefunden werden. Ein Vergleich von unfruchtbaren Frauen mit und ohne Endometriose zeigte, daß alle untersuchten Ursachen für die Unfruchtbarkeit in beiden Gruppen gleich häufig vorkamen.

Eine ausführliche Besprechung der verschiedenen Ursachen und Behandlungsmöglichkeiten der Unfruchtbarkeit würde den Rahmen dieses Buches sicher sprengen. Wer sich weiter informieren möchte, lese im Buch »Ungewollt kinderlos – was tun« der gleichen Reihe. Im wesentlichen spielen die folgenden Faktoren eine Rolle:

Sperma – Die Qualität des Spermas schwankt auch bei gesunden Männern deutlich und unterliegt einer Vielzahl von Einflüssen wie Streß, Allgemeinerkrankungen, Umweltbelastungen, starkem Nikotingenuß und anderen. An den Geschlechtsorganen selbst können vorangegangene Verletzungen, Infektionskrankheiten, ein Hodenhochstand im Knabenalter und eine Krampfaderbildung um die Hoden die Fruchtbarkeit beeinträchtigen. Ein Spermiogramm (mikroskopische Untersuchung der Samenflüssigkeit) dient als orientierende Untersuchung; aussagekräftiger ist eine genaue andrologische (auf den Mann bezogene) Untersuchung.

Eierstock – Weit häufiger als eine Organschwäche des Eierstocks selbst sind Hormonstörungen anderer Organe die Ursache für eine behinderte Eireifung. Besonders häufig findet man eine Überproduktion des Hormons »Prolaktin« in der Hirnanhangsdrüse. Auch eine Über- oder Unterfunktion der Schilddrüse und Störungen der Hormonproduktion in der Nebennierenrinde kommen nicht selten vor. Weiterhin können seelische Störungen, Allgemeinerkrankungen, starker Zigarettenkonsum sowie deutlich zu hohes oder zu niedriges Körpergewicht die Eierstockfunktion indirekt beeinträchtigen. Häufig ist die Regulation der Hormonpro duktion im Eierstock dahingehend gestört, daß vermehrt Östrogen und männliche Geschlechtshormone gebildet werden. Dies stört die Eireifung, führt am Eierstock zur Bildung vieler kleiner Bläschen (polyzystische Ovarien) und äußert sich an der Haut durch Akne und vermehrten Haarwuchs. Seltener ist das Eierstockgewebe selbst geschädigt. Gründe hierfür sind frühere Behandlungen mit Zellgiften (Chemotherapie gegen Krebserkrankungen), Bestrahlungen, sowie schwere Rheuma- oder Nierenerkrankungen mit Zerstörung körpereigener Gewebe (Autoimmunerkrankungen). Meist läßt sich in diesen Fällen jedoch keine Ursache finden und die Diagnose lautet »vorzeitiger Eintritt der Wechseljahre«. Die Eierstockfunktion läßt sich anhand der täglich gemessenen Aufwachtemperatur, Überwachung des Wachstums der Eibläschen im Ultraschall und Messung der

Prolaktin- und Gelbkörperhormonspiegel in der zweiten Zyklushälfte orientierend beurteilen. Ergeben sich hierbei wiederholt Auffälligkeiten, so sollten die anderen oben aufgeführten Organe gezielt untersucht werden.

Eileiter – Vorangegangene Entzündungen, die nicht immer mit schweren Schmerzen einhergegangen sein müssen, können die Eileiteröffnung verschließen. Verwachsungen im kleinen Becken, die ebenfalls auf Entzündungen oder auf Operationen oder Endometriose zurückzuführen sind, können die Beweglichkeit der Eileiter so beeinträchtigen, daß der Trichter die gesprungene Eizelle nicht mehr auffangen kann. Auch gutartige Wucherungen der Eileiterschleimhaut (Polypen) können die Öffnung verlegen. Die Durchgängigkeit der Eileiter wird meist mit einem Kontrastmittel im Rahmen einer Röntgenuntersuchung (HSG), einer Ultraschalluntersuchung oder mit blauem Farbstoff bei der Bauchspiegelung überprüft. Neue Verfahren, deren Entwicklung noch nicht abgeschlossen ist, sind die direkte Betrachtung der Eileiteröffnung mit einem optischen Instrument (Tuboskopie) und die Verfolgung von radioaktiv markierten Teilchen, die in die Scheide plaziert werden (Hysterosalpingoszintigraphie). Besonders die letztere Methode könnte in Zukunft zur Beurteilung des Eileiterschadens bei der Endometriose herangezogen werden.

Gebärmutter – Myome, das sind gutartige Wucherungen der Gebärmuttermuskulatur, können den Eingang zu den Eileitern verlegen. Wenn sie direkt unter der Schleimhaut sitzen, können sie deren Funktion und damit die Einnistung der befruchteten Eizelle beeinträchtigen. Die Schleimhaut soll auch im Bereich von angeborenen Gewebebrücken oder -vorsprüngen minderwertig sein. Schließlich können zahlreiche vorangegangene Ausschabungen, besonders nach fieberhaften Fehlgeburten, zu Vernarbungen und Verwachsungen der Gebärmutterschleimhaut und -höhle führen. Erkennen kann man diese Störungen durch eine Röntgenuntersuchung mit Kontrastmittel (Hysterosalpingographie) und/oder durch direkte Betrachtung der Gebärmutterhöhle mit einem optischen Instrument (Hysteroskopie).

Gebärmutterhalsschleim – Zur Zyklusmitte hin verändert sich der Gebärmutterhalsschleim so, daß er für die Samenfäden durchlässig wird und diese in ihm für eine gewisse Zeit überleben können. Das heißt er nimmt an Menge zu, wird durchsichtig und zieht Fäden (Spinnbarkeit). Vorangegangene Infektionen und Operationen am Gebärmutterhals sowie eine gestörte Eierstockfunktion sind häufige Ursachen dafür, daß diese Veränderungen ausbleiben und die Samenfäden sich im Schleim nicht ausreichend bewegen können oder absterben. Der Gebärmutterhalsschleim (Zervikalmukus) läßt sich am besten bei der frauenärztlichen Untersuchung um den Eisprung herum untersuchen. Wenn das Paar am Vorabend Geschlechtsverkehr hatte, kann man zusätzlich die Zahl und Beweglichkeit der Samenfäden bestimmen. Noch aussagekräftiger ist ein Labortest, bei dem unter kontrollierten Bedingungen Schleim der Frau mit Sperma des Mannes zusammengebracht werden und außerdem beide Proben mit Schleim oder Sperma von sicher fruchtbaren Spendern getestet werden (Kremer-Test).

Streß – Der unerfüllte Kinderwunsch kann zu einer seelischen Belastung werden, die wie ein Teufelskreis die Chancen auf eine Schwangerschaft weiter schmälert. Auch ungelöste Konflikte in der Partnerschaft, in der »Großfamilie« und am Arbeitsplatz scheinen sich manchmal nachteilig auf die Fruchtbarkeit auszuwirken. In einer vertrauensvollen Beziehung zwischen Ärztin oder Arzt und dem betroffenen Paar sollten diese Themen angesprochen und in geeigneten Fällen psychologischer Rat eingeholt werden.

Daß der Zusammenhang zwischen Endometriose und

Unfruchtbarkeit mit einigen Fragezeichen versehen ist, wurde bereits im Kapitel 1 »Warum verursacht Endometriose Schmerzen?« diskutiert. Eine gezielte Behandlung mit Medikamenten unterdrückt die Eierstockfunktion und steht somit einer Schwangerschaft während der Behandlungsdauer entgegen. Ob die Fruchtbarkeit durch diese Behandlungen wirklich verbessert wird, ist darüber hinaus umstritten. Dies bedeutet, daß die oben skizzierten Ursachen für den unerfüllten Kinderwunsch abgeklärt werden sollten, bevor die Endometriose als ursächlich angesehen und behandelt wird.

3 Wie behandelt man Endometriose?

Allgemeine Überlegungen

Nach allem, was wir aus der Grundlagenforschung (siehe Kapitel 1) und aus klinischen Beobachtungen wissen, läßt sich die Endometriose am ehesten als eine *Veranlagung* beschreiben – das heißt, sie neigt dazu, immer wieder aufzutreten, und bisher gibt es kein Medikament, das dieses sicher verhindern kann. Auch wenn alle erreichbaren Endometrioseherde operativ entfernt werden, so bleibt diese »Veranlagung« doch von der Operation unberührt. GnRH-Analoga und Danazol (siehe unten) sind beide ausgezeichnet gegen Schmerzen wirksam, haben jedoch jeweils unterschiedliche Nebenwirkungen, die eine Daueranwendung nicht ratsam erscheinen lassen.

Die wissenschaftliche Bewertung der Wirksamkeit der verschiedenen Behandlungsformen ist mit einer ganzen Reihe von Problemen behaftet. Verschiedene Studien verwenden unterschiedliche Stadieneinteilungen der Endometriose (vergleiche Kapitel 2 »Wie beurteilt man den Schweregrad der Erkrankung«, S. 37) und verschiedene Gruppen von Patientinnen, was Vergleiche sehr erschwert. Es wurde nämlich gezeigt, daß man bereits zu unterschiedlichen Ergebnissen kommt, wenn man verschiedene Einteilungen auf dieselbe Patientengruppe anwendet. Da bei Frauen mit Endometriose die Fruchtbarkeit zwar vermindert, aber nicht absolut aufgehoben ist, müßte die Wirksamkeit einer Behandlungsmethode auch gegenüber dieser »Restfruchtbarkeit« geprüft werden. Leider weisen nur wenige Untersuchungen eine Vergleichsgruppe mit Scheinbehandlung oder ohne aktive Maßnahmen auf. Dies mag zum Teil mit den ethischen Problemen zusammenhängen, die solchen Studien innewohnen, ist jedoch im Hinblick auf die wissenschaftliche Beweisführung unbefriedigend. Soll der Behandlungserfolg in bezug auf die Schmerzen zwischen verschiedenen Verfahren verglichen werden, so ist die Situation noch komplizierter, da völlig unterschiedliche Bewertungsmaßstäbe angelegt wurden.

Bevor ein Behandlungsplan erstellt wird, sollte über diese Fakten ebenso Klarheit bestehen, wie über das kurz- und das langfristige Behandlungsziel. Während medikamentöse Behandlungen Schmerzen meist sehr wirksam unterdrücken können, schließen sie doch gleichzeitig den Eintritt einer Schwangerschaft für die Einnahmedauer und teilweise auch noch für eine gewisse Zeit danach aus. Es spricht auch wenig dafür, daß die Fruchtbarkeit nach einer solchen Behandlung höher ist als vor deren Beginn. Dieser »Zeitverlust« muß also insbesondere bei Frauen über 35 bedacht werden. Die »Rückfallquote« liegt für alle medikamentösen Behandlungsverfahren in der Größenordnung von einem Drittel nach zwei bis drei Jahren.

Im allgemeinen steht am Beginn der Behandlung eine *Bauchspiegelung*, in deren Rahmen es oft möglich ist, einen Teil der Endometrioseherde zu zerstören oder zu entfernen (siehe Kapitel 3 »Operative Behandlung«, S. 54). Darüber hinaus gibt der erhobene Befund Hinweise, ob zusätzlich zu einer solchen Behandlung eine *medikamentöse Nachbehandlung* sinnvoll ist und/oder ob weitere *operative Schritte* geplant werden müssen. Tabelle 3-1 bietet einen Überblick über die derzeit gängigen Behandlungsverfahren.

Tabelle 3-1: Übersicht über die derzeit gängigen Behandlungsverfahren

Verfahren	Wirkprinzip	Ziel
Gelbkörperhormone	stören die Östrogenzusammensetzung und -wirkung	symptomatische Behandlung
Danazol	erhöht die verfügbare Menge an männlichen Geschlechtshormonen	Maximalbehandlung der Schmerzen, Vor- und Nachbehandlung bei Operation
GnRH-Analoga	stören die Hirnanhangsdrüse	Maximalbehandlung der Schmerzen, Vor- und Nachbehandlung bei Operation
operative Laparoskopie	Zerstörung von Endometriosegewebe, Beseitigung von Zysten	Verbesserung der Fruchtbarkeit, Schmerzbekämpfung
baucheröffnende Operation	Entfernung von Endometriosegewebe, Beseitigung von Zysten in komplizierten Fällen	Verbesserung der Fruchtbarkeit, Schmerzbekämpfung
assistierte Befruchtung	Verschmelzung von Ei- und Samenzelle unter kontrollierten Bedingungen	Befruchtung unter Umgehung der erkrankten Organe

Gelbkörperhormone (Gestagene)

Wie im Kapitel 1 »Der Monatszyklus« besprochen, stoppt das Gelbkörperhormon Progesteron in der zweiten Zyklushälfte das Wachstum der Gebärmutterschleimhaut, das in der ersten Zyklushälfte durch Östrogen hervorgerufen wird. Es wandelt die Schleimhaut so um, daß sich ein Embryo einnisten kann. Diesen wachstumshemmenden Einfluß des Progesterons auf die Gebärmutterschleimhaut kann man sich in der Behandlung der Endometriose zunutze machen. Verabreicht man progesteronähnliche Medikamente über längere Zeit, so trocknen die Gebärmutterschleimhaut und entsprechend auch Endometrioseherde aus (sofern letztere ausreichende »Empfangsmöglichkeiten« besitzen). Darüber hinaus wird die Eireifung – und damit die Produktion von Östrogenen – gestört. Das bedeutet gleichzeitig, daß (außer in geringer Dosierung) auch die Monatsblutung ausbleibt. Neueste Befunde sprechen dafür, daß Gestagene auch Gewebeumbauvorgänge allgemein dämpfen.

Progesteron, das natürliche Gestagen (Gelbkörperhormon), ist in Tablettenform unwirksam, da es nach der Aufnahme im Magen-Darm-Trakt sofort in der Leber abgebaut wird. Daher wurden künstliche Gestagene entwickelt, die diesem Abbau widerstehen können. Eine Gruppe dieser Hormone (die 19-Nortestosteronderivate) ist dem männlichen Geschlechtshormon Testosteron strukturverwandt. Besonders die älteren Stoffe in dieser Gruppe (Norethisteronderivate) können daher auch schwach in diese Richtung wirken. Die neueren Stoffe (Norgestrelderivate) haben an der Gebärmutterschleimhaut eine kräftige, dem Östrogen entgegengesetzte Wirkung. In höheren Dosen oder bei sehr langer Einnahmedauer sind bei all diesen Stoffen Auswirkungen auf den Leberstoffwechsel und die Zusammensetzung der Blutfette denkbar, deren praktische Bedeutung allerdings umstritten ist. Eine zweite Gruppe von Gestagenen ist dem Progesteron selbst strukturverwandt und hat eine leichte Restwirkung in Richtung der Östrogene. Einige Vertreter dieser Gruppe wirken auch den männlichen Geschlechtshormonen entgegen.

Gestagene waren die ersten Hormone, die zur gezielten Endometriosebehandlung eingesetzt wurden, und sind später durch andere Medikamente (siehe unten) an den Rand gedrängt worden – möglicherweise zu Unrecht. Ihr Vorteil liegt in den geringen Nebenwirkungen und in der meist guten Verträglichkeit – außerdem sind sie vergleichsweise kostengünstig. Eine Vielzahl von Spritzen- und Tablettenpräparaten steht zur Verfügung. Der Nachteil besteht darin, daß es oft zu Schmierblutungen kommt und sich der Zyklus und damit die Eireifung bisweilen nach Absetzen erst langsam wieder einspielt. Lästig können darüber hinaus Stimmungsschwankungen und Übelkeit sein. Ob Gestagene tatsächlich weniger wirksam sind als Danazol und GnRH-Analoga (siehe unten), ist umstritten.

Gestagene sind demnach gut geeignete Medikamente für Frauen mit mäßigen Beschwerden, die keine Kinder mehr haben möchten und bei denen die oben besprochenen Nachteile in Kauf genommen werden können, oder wenn die Anwendung von Danazol oder GnRH-Analoga nicht in Frage kommt. Sind eine schmerzhafte Periodenblutung oder Schmierblutungen vor dem Einsetzen der Monatsblutung das einzige Problem, so kann auch eine Behandlung, die jeweils auf die zweite Zyklushälfte beschränkt ist, mit guten Erfolgsaussichten versucht werden.

Danazol

Danazol ist ein künstliches Hormon mit einer ganzen Reihe von Eigenschaften. Es ist chemisch dem männlichen Geschlechtshormon Testosteron verwandt, hat aber auch gestagenähnliche Wirkungen. Zwei Wirkmechanismen spielen eine wichtige Rolle: Erstens verdrängt es die körpereigenen männlichen Geschlechtshormone aus ihrer Bindung an ein Transporteiweiß im Blut, was bedeutet, daß der Spiegel an wirksamem Testosteron steigt. Dieses Testosteron führt, ähnlich wie die Gestagene, zu einer »Austrocknung« der Gebärmutterschleimhaut und parallel dazu auch der Endometrioseherde. Zweitens stört Danazol die Ausschüttung von eibläschen- und gelbkörperbildendem Hormon (FSH und LH) in der Hirnanhangsdrüse, was dazu führt, daß in den Eierstöcken nur noch wenig Östrogen und gar kein Gestagen mehr hergestellt wird. Damit bleibt die Monatsblutung aus und der »Austrocknungseffekt« wird verstärkt. Danazol besetzt außerdem die Empfangsstellen für Androgene und Gestagene im Gewebe, was diesen Effekt möglicherweise zusätzlich verstärkt. Schließlich wurden unter Danazol einige Veränderungen im körpereigenen Abwehrsystem (Immunsystem) beobachtet, von denen manche Wissenschaftler annehmen, daß sie sich ebenfalls positiv auf die Unterdrückung der Endometriose auswirken. Der biochemische Mechanismus dieser Wirkung ist allerdings bisher nicht geklärt.

Danazol war bis vor einigen Jahren das Standardmedikament zur Behandlung der Endometriose. Es führt innerhalb kurzer Zeit bei den allermeisten Patientinnen zum Verschwinden oder einem deutlichen Rückgang der Beschwerden. Das Präparat wird in Tablettenform (meist dreimal täglich) verabreicht; die normale Behandlungsdauer beträgt mindestens drei Monate, oft auch länger.

Die Nebenwirkungen gehen zum Teil auf die Erhöhung des männlichen Geschlechtshormons (siehe oben), zum Teil auf den Entzug des Östrogens und schließlich auf die chemischen Eigenschaften des Stoffes selbst zurück. Veränderungen der Stimme können besonders für Sängerinnen und Lehrerinnen den Einsatz dieses Medikaments ungeeignet machen, zumal in einem geringen Prozentsatz diese Veränderungen bleiben. Häufig sind ferner Gewichtszunahme, Stimmungsschwankungen, Akne oder fettige Haut. Gelegentlich werden eine Abnahme der Kopf- und Zunahme der

Körperbehaarung, Übelkeit, Schmierblutungen, Muskelkrämpfe, Hitzewallungen oder eine Verkleinerung der Brust beobachtet. Veränderungen der Blutfettzusammensetzung normalisieren sich zwar nach Absetzen, müssen jedoch bei der Behandlungsdauer berücksichtigt werden. Die meisten dieser Nebenwirkungen lassen sich durch kontrollierte, ausgewogene Ernährung und ein vor Behandlungsbeginn eingeleitetes körperliches Trainingsprogramm abmildern. Sie sind oft ausgeprägter bei Frauen, die auch von ihrer Veranlagung her zu diesen Erscheinungen neigen. Wie bei den Gestagenen kann nach dem Absetzen einige Zeit vergehen, ehe die zur Eireifung notwendigen Regelmechanismen wieder voll wirksam sind.

Gestrinon, ein ähnliches Medikament wie Danazol, ist in Deutschland bisher nicht zugelassen.

Blockierung der Hirnanhangsdrüse (GnRH-Analoga)

Im Kapitel 1 »Der Monatszyklus« wurde besprochen, wie Zwischenhirn und Hirnanhangsdrüse den Eierstock steuern. Wird diese Steuerfunktion »lahmgelegt«, so hört der Eierstock auf, Geschlechtshormone herzustellen. Dieses kann man durch die Gabe von Medikamenten erreichen, die dem Signalstoff aus dem Zwischenhirn an die Hirnanhangsdrüse (dem Gonadotropin-releasing-Hormon, GnRH) ähneln, den GnRH-Analoga.

Die bisher zur Verfügung stehenden Stoffe sind Agonisten, das heißt, sie besetzen die »Empfangsmöglichkeiten« (Rezeptoren) der Hirnanhangsdrüse und führen zunächst zu einer kräftigen Ausschüttung von FSH und LH in die Blutbahn, in der Fachsprache Flare-up- (Aufflamm-) Effekt genannt. Im Gegensatz zum körpereigenen GnRH lösen sie sich jedoch nicht wieder vom Rezeptor, so daß der natürliche 90-Minuten-Rhythmus des GnRH nicht mehr von der Hirnanhangsdrüse wahrgenommen wird. Zusätzlich wird der vom Medikament blockierte Rezeptor abgebaut, so daß nach einiger Zeit die Zusammensetzung und Ausschüttung von FSH und LH und damit auch die Eierstockfunktion erlischt. Dies hat einen Wachstumsstillstand von Gebärmutterschleimhaut und Endometrioseherden (soweit sie empfindlich sind) zur Folge.

GnRH-Analoga werden im Magen-Darm-Trakt aufgespalten und können daher nicht in Tablettenform eingenommen werden. Zur Verfügung stehen Präparate, die entweder ein- bis mehrmals täglich als Nasenspray angewendet oder monatlich als »Vorrats-« Spritze (Depotinjektion) verabreicht werden. Die Behandlungsdauer beträgt im allgemeinen drei bis sechs Monate. Möglicherweise sind Depotinjektionen etwas wirksamer, das Nasenspray bietet dagegen den Vorteil, die Dosierung an Wirkung und Nebenwirkungen kurzfristig anpassen zu können. Etwa drei Wochen nach Beginn der Behandlung kann es nach dem Flare-up-Effekt nochmals zu einer Blutung kommen, danach bleibt sie im allgemeinen aus. Gleichzeitig kommt es bei der überwiegenden Zahl von Patientinnen zu einem Verschwinden oder deutlichen Rückgang der Schmerzen. Nach Beendigung der Behandlung mit GnRH-Analoga dauert es etwa sechs bis zwölf Wochen, bis sich all diese rhythmischen Wechselbeziehungen eingespielt haben und es wieder zur Eireifung und Monatsblutung kommt. Zumindest am Anfang der Behandlung ist der empfängnisverhütende Effekt der Medikamente schwer abzuschätzen, so daß hier zusätzliche Maßnahmen wie Kondome empfohlen werden.

Strenggenommen entspricht die hormonelle Situation unter GnRH-Analoga eher derjenigen vor der Pubertät. Das Befinden der Patientin ist jedoch durch mehr oder weniger ausgeprägte Wechseljahresbeschwerden gekennzeichnet. Alle bisher bekannten Nebenwirkungen sind direkt mit der erwünschten Wirkung, nämlich dem Östrogenentzug, gekoppelt. Am meisten Besorgnis erregt ein hierdurch bedingter Abbau der Knochensubstanz. Dieser steht einer Daueranwendung entgegen, da jahrelanger Östrogenentzug (wie bei alten Frauen) zu vermehrten Knochenbrüchen führen könnte. Der während der empfohlenen Anwendungsdauer beobachtete Abbau wird dagegen im allgemeinen als unbedenklich angesehen, zumal dieser einige Zeit nach Absetzen zum Teil vom Körper wieder ausgeglichen wird. Spürbare Nebenwirkungen für die Patientin sind Hitzewallungen, Nachtschweiß, trockene Scheide, vermindertes sexuelles Verlangen, Reizbarkeit, Übelkeit und Kopfschmerzen. Allergien gegen das Konservierungsmittel im Nasenspray kommen ebenfalls vor.

Antibabypille

Auch unter der Antibabypille wird der natürliche Auf- und Umbau der Gebärmutterschleimhaut (und damit der empfindlichen Endometrioseherde) sowie die Eibläschenreifung gestört. Dieser Effekt ist besonders bei Präparaten ausgeprägt, die in allen Dragees ein stark wirksames Gestagen enthalten. Da alle Antibabypillen (außer den Minipillen) jedoch auch ein stark wirksames Östrogen enthalten, ist ihr Einfluß auf die Endometriose begrenzt. Sie können in leichten Fällen Symptome unterdrücken und eignen sich zur Nachbehandlung nach einer Operation oder einer Behandlung mit Danazol oder GnRH-Analoga – wenn sich der Kinderwunsch nicht sofort realisieren läßt.

Schmerzmittel

Zusätzlich zu einer Hormonbehandlung oder wenn deren empfängnisverhütender Effekt unerwünscht ist, kann man die Schmerzen auch direkt unterdrücken. Hierzu eignet sich besonders eine Gruppe von Medikamenten, die die Zusammensetzung der Prostaglandine verhindert. Das verbreitetste Mittel in dieser Gruppe ist Aspirin, aber auch eine Reihe anderer Vertreter kommen in Frage. Nach einer Studie soll der Stoff Tiaprofensäure die Zusammensetzung desjenigen Prostaglandins, das für die Monatsschmerzen verantwortlich gemacht wird, besonders gut verhindern und daher besonders wirksam sein. Es wird empfohlen, mit der Einnahme der Medikamente bereits einen Tag vor dem erwarteten Einsetzen der Schmerzen zu beginnen, um eine optimale Wirkung zu erzielen. Als häufigste Nebenwirkung muß bei empfindlichen Personen oder nach längerer Einnahme mit Magenbeschwerden bis hin zum Geschwür gerechnet werden.

Operative Behandlung

Es wurde bereits mehrfach angesprochen, daß im Rahmen einer Bauchspiegelung sichtbare Endometrioseherde entfernt oder zerstört werden können. Dies kann durch *Ausschneiden* mit Spezialinstrumenten oder Laserstrahlen (hochgradig energiereiche Lichtstrahlen) ebenso erreicht werden wie durch *Verkochen* mittels Hitzesonden, elektrischem Strom oder wiederum Laserstrahlen. Entscheidend für den Erfolg scheint weniger die Methode selbst (sofern moderne Instrumente zur Verfügung stehen) sondern die Erfahrung des Operateurs im Umgang mit der jeweiligen Methode zu sein. Während Herde auf dem Bauchfell durch diese Methoden und durch Medikamente gleich gut zum Verschwinden gebracht werden können, reagieren andere Herde (beispielsweise Schokoladenzysten am Eierstock oder Knoten in der Wand zwischen Scheide und Mastdarm, Herde außerhalb der Bauchhöhle) allenfalls teilweise auf Medikamente und müssen daher auch operativ angegangen werden. Verwachsungen und Narbenstränge können nur chirurgisch beseitigt werden. Ist das Bauchfell über wichtigen Organen befallen, so kann sich die Entfernung der Endometrioseherde wegen der Verletzungsgefahr zunächst verbieten. Die Bauchspiegelung mit chirurgischen Maßnahmen verlangt zumindest in komplizierteren Fällen ein hohes Maß an technischer Spezialisierung. Obwohl sie theoretisch der schonendere Eingriff ist, ist ihre Überlegenheit über eine baucheröffnende Operation in diesen Fällen bisher nicht bewiesen.

In allen Fällen, in denen das operative Behandlungsziel nicht durch eine Bauchspiegelung erreicht werden kann, stellt die *baucheröffnende Operation* eine weitere Behandlungsmöglichkeit dar. Zwischen eine Bauchspiegelung und einen Bauchschnitt kann eine mehrmonatige medikamentöse Behandlungsphase eingeschaltet werden, um das Ausmaß des Befalls zu verringern, einen Blutverlust durch überstarke Regelblutungen wieder auszugleichen oder das Allgemeinbefinden einer Patientin mit starken Schmerzen vor einer ausgedehnten Operation zu verbessern.

Solange Kinderwunsch besteht oder gar der unerfüllte Kinderwunsch der Hauptgrund für eine Behandlung ist, sollten alle Organe wenn irgend möglich erhalten werden. Es gibt Hinweise, daß nur ein Teil der Eizellen »qualitativ hochwertig« ist und daß manche Frauen überwiegend einseitige Eisprünge haben, so daß auch die Entfernung eines Eierstocks bei Erhaltung des anderen negative Folgen für die Fruchtbarkeit haben kann.

Bleiben diese Behandlungsschritte im Hinblick auf die Schmerzen erfolglos und man kann oder will keine medikamentöse Behandlung durchführen, so kann man die Schmerzweiterleitung in den Nerven unterbrechen, die von der Gebärmutter in Richtung Rückenmark laufen. Die Wirksamkeit dieser Verfahren ist allerdings auf die Schmerzen im Bereich der Beckenmitte beschränkt. Eine Methode (*LUNA – laser uterine nerve ablation*) besteht darin, mit einem Laserstrahl (oder mit einer elektrischen Faßzange) während einer Bauchspiegelung die Sacrouterinbänder (siehe Kapitel 1) zu durchtrennen. Bei der zweiten Methode (*präsakrale Neurektomie*) wird im Rahmen einer baucheröffnenden Operation das Nervengeflecht vor dem Kreuzbein freigelegt und entfernt. Einige Zentren führen auch diesen Eingriff bereits per Bauchspiegelung durch. In beiden Fällen operiert man nahe an den Harnleitern, bei der zweiten Methode befinden sich darüber hinaus große Blutgefäße in der unmittelbaren Nähe des Operationsfeldes. Die nach wissenschaftlichen Berichten guten Behandlungsergebnisse gehen demnach mit einer Erweiterung der möglichen Komplikationen einher. Der Vorteil besteht darin, daß Schmerzfreiheit erzielt werden kann, ohne den Zyklus und damit die Fruchtbarkeit zu unterdrücken. Ein positiver Effekt auf die Fruchtbarkeit ist dagegen nicht zu erwarten.

Eine Abschätzung der Wirksamkeit operativer Behandlungsmethoden muß mit allen oben dargelegten Vorbehalten erfolgen. In bezug auf die Fruchtbarkeit gibt es keine Beweise dafür, daß diese in leichten bis mittelschweren Fällen verbessert werden kann. Hier führte abwartendes Verhalten und gegebenenfalls die Korrektur anderer Ursachen für die Unfruchtbarkeit zu vergleichbaren Schwangerschaftsraten wie eine Operation. Am wirksamsten scheint nach Ergebnissen einer ausgedehnten amerikanischen Studie die Laserlaparoskopie zu sein, die in schweren Fällen die Chancen auf den Eintritt einer Schwangerschaft deutlich verbessert und in leichteren Fällen die Zeit bis zum Eintritt der Schwangerschaft zu verkürzen scheint. Was die Schmerzfreiheit angeht, so scheint sich die Zerstörung von Endometriosegewebe günstig auszuwirken, wenngleich auch hier umfangreiche, aussagekräftige Studien fehlen. Allen Untersuchungen gemeinsam ist, daß die beobachteten Schwangerschaften in der Mehrzahl in den ersten 12 bis 15 Monaten nach der Operation auftraten. Dies muß bedacht werden, wenn eine medikamentöse Anschlußbehandlung erwogen wird.

Schließlich gibt es Situationen, in denen eine medikamentöse Behandlung nicht mehr sinnvoll ist und eine *endgültige Operation* überlegt werden muß. Für eine solche Entscheidung können keine generellen Richtlinien gegeben werden; sie muß von Fall zu Fall neu getroffen werden. Als Leitlinie kann gelten, daß dieser Zeitpunkt erreicht ist, wenn die Lebensqualität trotz mehrfacher konsequenter Behandlungsversuche so stark eingeschränkt ist, daß der Verlust der Gebärmutter und Eierstöcke das »kleinere Übel« darstellt. Meist ist in diesen Fällen die Chance auf den Eintritt einer Schwangerschaft ohnehin minimal. Im Rahmen einer solchen Operation sollten möglichst Gebärmutter, beide Eierstöcke und alles erreichbare Endometriosegewebe entfernt werden. Verbleibt Eierstocksgewebe, so muß mit erneuten Zystenbildungen und technisch schwierigen Nachoperationen gerechnet werden. Die Eierstockshormone sollten anschließend ersetzt werden, wobei aus Sicherheitsgründen hiermit meist erst nach drei bis sechs Monaten begonnen wird. Wenn (natürliche) Östrogene und Gestagene kombiniert gegeben werden, sind erneute Rückfälle äußerst selten. Treten sie dennoch auf, kann das Östrogen vorübergehend ausgelassen werden. Eine reine Östrogenbehandlung ist bei »ehemaligen« Endometriosepatientinnen nicht zu empfehlen. Unterbleibt dagegen der Hormonersatz, muß auf die Dauer mit Knochenentkalkung und Gefäßschäden gerechnet werden – besonders bei Frauen, die vor den Wechseljahren operiert wurden. In nahezu allen Fällen ist bei diesem Vorgehen dauernde Beschwerdefreiheit zu erwarten.

Schwangerschaft

Bevor zur Behandlung der Endometriose hochwirksame Medikamente zur Verfügung standen, galt die Schwangerschaft als »natürliche« Behandlungsmethode. Ob eine Schwangerschaft einen Endometriosebefund tatsächlich zurückdrängen kann, ist mittlerweile allerdings umstritten. Die Erfüllung des Kinderwunsches oder die Vervollständigung der Familienplanung (mit oder ohne medizinische Hilfe) ist dagegen nach wie vor ein wichtiges Behandlungsziel. Ist dieses erreicht, so kann man sich auf die Unterdrükkung der Symptome konzentrieren, ohne gleichzeitig die Lebensqualität einschränken zu müssen. Auch die Möglichkeit der vollständigen Operation hat in diesen Fällen nicht mehr so einschneidende Folgen.

Behandlung der gestörten Fruchtbarkeit

Ähnlich wie im Kapitel 2 »Welche anderen Mechanismen können zur Unfruchtbarkeit beitragen?« (S. 40) kann dieses Thema hier nur skizziert werden. Da der Mechanismus für die Fruchtbarkeitsstörung bei leichter bis mittelschwerer Endometriose unklar ist, kann man diese auch nicht ursächlich behandeln. Es kann aber durchaus sinnvoll und erfolgversprechend sein, zusätzliche Störfaktoren (siehe oben) auszuschalten und im übrigen symptomatisch zu behandeln. Dies bedeutet in den meisten Fällen, die Eireifung, den Eisprung und/oder die Gelbkörperfunktion zu unterstützen. Darüber hinaus kann man die Samenflüssigkeit nach entsprechender Aufbereitung in die Gebärmutter einspritzen. Allerdings erfordern diese Behandlungen eine engmaschige Überwachung durch ein erfahrenes Team.

Die Eireifung kann mit Tabletten (Clomiphen, ein künstliches Hormon) und Spritzen (Gonadotropine) unterstützt werden. Ein Problem bei diesem Verfahren ist, daß oft mehr als ein Eibläschen heranreift, was zu Zystenbildungen am Eierstock und zu Mehrlingsschwangerschaften führen kann. Durch Einspritzung des Schwangerschaftshormons hCG (humanes Choriongonadotropin) kann man ein reifes Eibläschen zum Springen bringen. Hierdurch wird auch die Gelbkörperfunktion gestützt. Als Nebenwirkung muß man das Überstimulationssyndrom nennen. Hiermit wird ein Anschwellen der Eierstöcke bezeichnet, das nach solchen Hormonbehandlungen auftreten kann und in schweren Fällen einen Krankenhausaufenthalt erforderlich macht. Die Gelbkörperfunktion selbst kann schließlich durch Gabe von hCG-Spritzen oder durch Progesteron als Scheidenzäpfchen erfolgen.

Führen diese Behandlungen nicht zum Erfolg, kommen Verfahren in Frage, bei denen Ei- und Samenzellen nach einer medikamentösen Anregung der Eierstöcke im »Reagenzglas« zusammengebracht werden. Hierzu werden die Eizellen unter Ultraschallkontrolle abgesaugt und die Samenflüssigkeit speziell aufbereitet. Im Brutkasten entwikkeln sich hieraus Embryonen, die entweder in die Gebärmutter oder im Rahmen einer Bauchspiegelung in die Eileiter zurückübertragen werden. Die Erfolgschancen für diese Methoden schwanken von Zentrum zu Zentrum. Realistisch erscheint eine Schätzung von 15 bis 20 % ausgetragene Schwangerschaften. Die Chancen für Endometriosepatientinnen liegen in der gleichen Größenordnung wie die aller behandelten Paare im Durchschnitt.

Zukünftige Entwicklungen

Derzeit befinden sich einige Medikamente in der Entwicklung, von denen man sich Fortschritte bei der Behandlung der Endometriose erhofft. Dies sind insbesondere Antihormone.

Im Gegensatz zu den GnRH-Agonisten (vergleiche Kapitel 3 »Blockierung der Hirnanhangsdrüse«, S. 51) blockieren GnRH-Antagonisten (Gegenspieler) die Hirnanhangsdrüse nicht, sondern verdrängen lediglich konzentrationsabhängig das GnRH vom Rezeptor, ohne daß sie in der Hirnanhangsdrüse einen Effekt auslösen. Dies bedeutet, daß der »Flare-up« – Effekt, also der Östrogenschub zu Beginn der Behandlung, ausbleibt. Diese Medikamente waren allerdings zu Beginn ihrer Entwicklung mit schweren Nebenwirkungen behaftet, und die Substanzen sind derzeit noch sehr teuer.

In Tierversuchen und einzelnen Beobachtungen am Menschen zeigten auch Antigestagene eine gute Wirkung gegen Endometriose – ohne wesentliche Nebenwirkungen. Eine Substanz aus dieser Gruppe, Mifepriston (RU 486), wird in einigen europäischen Ländern zum Schwangerschaftsabbruch verwendet.

Die Verträglichkeit von GnRH-Agonisten läßt sich durch gleichzeitige Gabe von Gestagenen und/oder Östrogenen verbessern (Add-back-Therapie). Ob dies außerdem einen Einfluß auf den Behandlungserfolg hat, ist derzeit Gegenstand wissenschaftlicher Untersuchungen.

Solange jedoch die Ursache der Endometriose unklar ist, kann von einer echten Heilung auch durch diese neuen Arzneimittel noch keine Rede sein.

4 Was fange ich mit meinen Informationen an?

Nachdem Sie bis hier gelesen haben, schwirrt Ihnen zunächst sicher der Kopf. Der Vorteil des Buches gegenüber der Sprechstunde ist, daß sie zurückblättern können. Der Nachteil ist, daß das Buch nicht für Sie speziell geschrieben ist. Daher enthält es auch wenig konkrete Empfehlungen. Wichtig ist, daß Sie gemeinsam mit Ihrer Ärztin oder Ihrem Arzt klar ein Behandlungsziel für die absehbare Zukunft formulieren. Dazu muß die Diagnose klar sein. Das heißt in den meisten Fällen: das Ergebnis einer Bauchspiegelung, möglichst mit feingeweblicher Untersuchung, sollte vorliegen. Kapitel 1 sollte Sie über die Natur der Erkrankung aufklären. Dies geschah unter der Vorstellung, daß einem weniger Angst macht, was man kennt und versteht. Es sollte Ihnen außerdem ermöglichen einzuschätzen, was die Krankheit für Sie und Ihre Lebensplanung bedeuten kann. Das zweite und dritte Kapitel wurden mit der Absicht geschrieben, ärztliche Maßnahmen besser verstehen zu können und bei der Entscheidung für ein Behandlungsverfahren informiert mitentscheiden zu können. Diese beiden Kapitel sind auch notgedrungen skizzenhaft und können den Rat Ihres Arztes oder Ihrer Ärztin nicht ersetzen. Ein weiteres Gespräch mit ihm oder ihr wird noch offene Fragen klären, Mißverständnisse ausräumen und die geeignete Therapie finden helfen.

5 Fallbeispiele

Die hier dargestellten Fallskizzen sind idealisiert und beziehen sich nicht auf tatsächliche Patientinnen. Vergleiche mit klinischen Entscheidungen in »ähnlich« gelagerten Fällen sollten nicht gezogen werden.

Fall 1
Eine fünfundzwanzigjährige Sekretärin klagt seit Absetzen der Antibabypille ein Jahr zuvor über zunehmende Monatsschmerzen. Die ersten Regelblutungen im Alter von vierzehn waren noch schmerzfrei, danach versäumte sie oft einen Tag in der Schule, wenn die Menstruation einsetzte. Unter der Pille waren diese Beschwerden dann verschwunden. Bei der frauenärztlichen Untersuchung sind die Sacrouterinbänder schmerzhaft, im übrigen ist der Befund unauffällig. Die Patientin möchte Klarheit über die Ursache der Beschwerden, zumal sie gerade geheiratet hat und bald Kinder bekommen möchte. Eine Bauchspiegelung ergibt vorwiegend rote und blasse Endometrioseherde im Bereich des Douglas-Raums und der Sacrouterinbänder, die Eileiter sind beiderseits zart und für Farbe durchgängig. Mit dem Laser lassen sich die Herde problemlos abtragen. Nach der Besprechung des Befundes entscheidet sich die Patientin zunächst dafür, die Monatsschmerzen mit Schmerzmitteln zu behandeln und zu versuchen, bald schwanger zu werden. Sie führt eine Aufwachtemperaturkurve, der Ehemann läßt ein

Spermiogramm anfertigen, das einen normalen Befund ergibt. Eine Kontrolluntersuchung beim Frauenarzt wird für ein halbes Jahr nach dem Eingriff vereinbart, falls bis dahin noch keine Schwangerschaft eingetreten ist.

Fall 2

Eine neunundzwanzigjährige Speditionskauffrau klagt über ziehende Unterleibsschmerzen in der Monatsmitte, zunehmende Schmierblutungen vor Einsetzen der Regelblutung und extreme Monatsschmerzen. An den ersten beiden Tagen ist außerdem die Stuhlentleerung mit Krämpfen verbunden. Sie ist alleinstehend und kann an zwei Tagen im Monat nicht zur Arbeit kommen. Bei der frauenärztlichen Untersuchung findet sich eine normal große, aber nach hinten verzogene und nur schwer bewegliche Gebärmutter. Vom Darm her läßt sich eine derbe, schmerzhafte Schwellung hinter der Gebärmutter tasten. Es wird vereinbart, vor der Bauchspiegelung sicherheitshalber eine Enddarmspiegelung durchzuführen, bei der eine unauffällige, aber nach innen »ausgebeulte« Schleimhaut gesehen wird. Die Bauchspiegelung ergibt eine ausgedehnte Endometriose im kleinen Becken mit Verwachsungen im Bereich des Douglas-Raumes. Nachdem diese gelöst sind, zeigt sich die vorher getastete Schwellung als narbiger Bezirk, der nach unten in das Bindegewebe zwischen Scheide und Enddarm zu reichen scheint. An dieser Stelle wird nach Entnahme einer Gewebeprobe der Eingriff beendet. Bei der anschließenden Befundbesprechung wird vereinbart, die Endometriose zunächst für drei Monate medikamentös zu unterdrücken und anschließend nach entsprechender Planung und Vorbereitung den verbliebenen Herd über einen Bauchschnitt zu entfernen. Da die Patientin etwas übergewichtig ist und zu unreiner Haut neigt, fällt die Wahl des Medikaments auf ein GnRH-Analogon.

Fall 3
Frau S. (35 Jahre) kommt in die Sprechstunde und klagt über dumpfe Unterleibsbeschwerden. Sie ist Hausfrau und hat drei Kinder, das mittlere Kind wurde per Kaiserschnitt geboren. Vor zwei Jahren hatten bereits ähnliche Beschwerden bestanden, als sie sich zur Unterbindung der Eileiter vorstellte. Damals fand sich bei der Bauchspiegelung eine Endometriosezyste rechts, die in der gleichen Narkose abgesaugt wurde. Die Tastuntersuchung ergibt nun wieder einen vergrößerten Eierstock rechts, der Ultraschallbefund spricht für eine Endometriosezyste. Die Patientin unterzieht sich einer Bauchspiegelung, bei der sich die Verdachtsdiagnose anhand der typischen schokoladefarbenen Flüssigkeit bestätigt. Diesmal wird die Zyste samt ihrem Balg ausgeschält. Im Bereich der Blase finden sich außerdem zahlreiche Endometrioseherde. Da die Verhältnisse wegen der Kaiserschnittnarbe unübersichtlich sind, werden diese jedoch nicht angegangen. Es wird anschließend vereinbart, eine medikamentöse Nachbehandlung für ein halbes Jahr durchzuführen. Da die Mutter von Frau S. bereits mit 62 Jahren bei schwerer Knochenentkalkung (Osteoporose) einen Oberschenkelhalsbruch erlitten hatte, fällt die Wahl auf Danazol.

Fall 4
Eine vierunddreißigjährige Lehrerin stellt sich mit ihrem Ehemann (39 Jahre) in der Spezialsprechstunde für Paare mit unerfülltem Kinderwunsch vor, der bei diesem Paar seit zweieinhalb Jahren besteht. Seit vier Jahren ist eine Endometriose bekannt, die letzte Bauchspiegelung hatte vorwiegend Verwachsungen, narbige und starre Eileiter sowie »alte« Herde ergeben. Der Ehemann bringt den Befund einer andrologischen Untersuchung mit, bei ihm besteht ein eingeschränktes Spermiogramm mit geringer Beweglichkeit

der Samenfäden. Ein Therapieversuch mit Tabletten hatte nicht zu einer deutlichen Verbesserung geführt. Beim Frauenarzt waren auch bereits Sameneinspritzungen in die Gebärmutter (intrauterine Insemination) vorgenommen worden. Die Hormonwerte der Frau deuten auf eine normale Eireifung hin. Es werden zwei mögliche Wege besprochen. Eine Möglichkeit vorzugehen, besteht in einer Bauchspiegelung mit Zerstörung der Herde mit Laser und anschließender Wiederholung der Inseminationen. Die zweite Möglichkeit, für die sich das Paar dann auch in Anbetracht der eingeschränkten Fruchtbarkeit des Mannes entscheidet, ist die In-vitro-Fertilisation (Befruchtung im Reagenzglas).

Fall 5
Frau B. ist 42 Jahre alt und Mutter von zwei Kindern (15 und 12). Zwischen den beiden Kindern hatte sie eine Fehlgeburt. Der Ehemann hatte sich, nachdem die Familie vollständig war, die Samenleiter unterbinden lassen. Die Eheleute B. betreiben gemeinsam eine Installationsfirma. Seit drei Jahren leidet Frau B. unter Schmierblutungen in der zweiten Monatshälfte, und am ersten und zweiten Tag der Regelblutung fühlt sie sich durch die Monatsschmerzen den Anforderungen ihres Alltags kaum gewachsen. Bei der gynäkologischen Untersuchung ist die Gebärmutter derb, glatt, schmerzfrei und etwa um die Hälfte vergrößert. Der Raum hinter der Gebärmutter weist keine Knoten auf, es werden jedoch beim Betasten deutlich Schmerzen angegeben. Die Frauenärztin klärt Frau B. auf, daß bei ihr wohl zwei häufige Störungen gleichzeitig vorliegen, zum einen eine gutartige Muskelvergrößerung der Gebärmutter (Uterus myomatosus), zum anderen weist der Schmerz hinter der Gebärmutter deutlich auf eine Endometriose hin. Sie empfiehlt einen Versuch mit Gelbkörperhormonen ab dem 16. Zyklustag und eine Kontrolluntersuchung nach drei

Monaten. Sollte es hierunter nicht zu einer Besserung kommen, rät sie, die Gebärmutterentfernung unter Mitnahme beider Eierstöcke zu einem für die Patientin günstigen Zeitpunkt ins Auge zu fassen.

Fall 6
Eine dreiundzwanzigjährige Studentin kommt ohne Beschwerden zur Krebsvorsorgeuntersuchung. Sie hat bisher keine Kinder und verhütet mit einem Scheidendiaphragma. Bei der Tastuntersuchung fühlt man eine etwas druckempfindliche, hühnereigroße Schwellung im Bereich des linken Eierstocks. Die Ultraschalluntersuchung spricht am ehesten für eine fünf Zentimeter große Endometriosezyste, die Blutsenkung ist unauffällig. Es wird ein Gelbkörperhormon verordnet und die Patientin nach vier Wochen zur Kontrolle bestellt. Der Ultraschallbefund ist zu diesem Zeitpunkt unverändert und es wird die Abklärung über eine Bauchspiegelung vereinbart. Hierbei zeigt sich ein glattes, überall unauffälliges Bauchfell, beim Absaugen der Zyste kommt schokoladenfarbige Flüssigkeit zum Vorschein. Die Zyste wird nun ausgeschält und der Eingriff beendet. Bei der anschließenden Besprechung empfiehlt der Frauenarzt, künftig mit einer Antibabypille mit starkem Gelbkörperanteil zu verhüten. Außerdem teilt er der Patientin mit, daß eine Endometriose sich im Laufe der Zeit weiterentwickeln könne, auch wenn der Befund im Augenblick nicht schwerwiegend sei. Es empfehle sich daher, die Erfüllung des Kinderwunsches lieber früher als später in die Lebensplanung einzubeziehen. Eine Kontrolluntersuchung nach sechs Monaten wird empfohlen.

Fall 7
Eine 27jährige Frau kommt ein Dreivierteljahr nach der Geburt ihres zweiten Kindes wegen einer blauroten Schwellung

im Dammbereich in die Sprechstunde. Diese habe sie erstmals vor drei Monaten bemerkt, und sie sei kurz vor der Monatsblutung besonders schmerzhaft. Im übrigen bestehen keine Beschwerden. Das Kind war nach einem Dammschnitt normal geboren worden, die Nachgeburt hatte sich jedoch erst verzögert und unvollständig gelöst. Deshalb hatte man unmittelbar nach der Entbindung eine Ausschabung durchgeführt. Mit Ausnahme der Schwellung ist die Untersuchung unauffällig. In einer Kurznarkose wird die Schwellung ausgeschält, es entleert sich Schokoladenflüssigkeit. Die bakteriellen Abstriche sind unauffällig und der feingewebliche Befund lautet auf Endometriose. Der Befund wird besprochen und die Patientin bis zur nächsten Krebsvorsorgeuntersuchung entlassen.

6 Medikamentenspiegel

Wie im Kapitel 3 dargelegt, gibt es eine Vielzahl von Hormonpräparaten, die zur Endometriosebehandlung verwendet werden können. Die Therapiedauer und die Dosierungen (außer bei den Depot-Spritzen) können im Einzelfall angepaßt werden. Speziell zugelassen sind zum Zeitpunkt der Manuskripterstellung die folgenden Präparate:

Freiname	Markenname	Hersteller	Dosierung
Buserelin	Suprecur	Hoechst	Nasenspray, 3mal täglich ein Sprühstoß mit 300 µg
Chlormadinonazetat	Chlormadinon Jenapharm	Jenapharm	bis zu 3 Tabletten (2 mg) täglich
	Gestafortin	Merck	2mal eine Tablette über 4 bis 6 Monate
Danazol	Winobanin	Sanofi-Winthrop	100 mg oder 200 mg Tabletten bis zu 4mal täglich

Freiname	Markenname	Hersteller	Dosierung
Dydrogesteron	Duphaston	Duphar	1 bis 2 Tabletten (10 mg) täglich
Goserelin	Zoladex-Gyn	Zeneca	Depotspritze mit 3,6 mg alle 4 Wochen
Leuprorelin-acetat	Enantone-Gyn Monats-Depot	Takeda	Depotspritze mit 3,75 mg alle 4 Wochen
Lynestrenol	Orgametril	Organon	1 bis 2 Tabletten (5 mg) täglich
Medroxy-progesteron-azetat	Clinofem	Upjohn	3mal 2 Tabletten (5 mg) täglich für 90 Tage
Nafarelin	Synarela	Syntex	Nasenspray, 2 Hübe 200 µg täglich
Norethisteron-azetat	Norethisteron Jenapharm	Jenapharm	1 bis 2 Tabletten (5 mg) täglich
	Primolut-Nor	Schering	eine halbe bis 1 Tablette (10 mg) täglich
Triptorelin	Dekapeptyl	Ferring	Depotspritze mit 3,75 mg alle 4 Wochen

7 Selbsthilfegruppen

In USA gibt es seit vielen Jahren die Endometriosis Association, die auch deutschsprachiges Informationsmaterial verschickt. Vor kurzem wurde eine deutsche Sektion gegründet. Die Kontaktadresse ist:

Frau Petra Mück
Endometriosis Association
Leharstr. 9c
86179 Augsburg
Tel. 0821-888492, Fax 0821-35350

Die Adresse der Dachorganisation lautet:

Endometriosis Association
8585 N. 76th Place
Milwaukee, Wisconsin 53223
USA

Im Heidelberger Raum haben sich seit einiger Zeit betroffene Frauen zu einer Gruppe zusammengetan. Die Kontaktadresse lautet:

Endometriose-Selbsthilfegruppe Heidelberg
z. H. Frau Angelika Jooß
Carl-Orff-Str. 6
69245 Bammental
(bitte selbstadressierten und frankierten Briefumschlag beilegen)

8 Glossar

Adenomyosis uteri:
Einwachsen von Schleimhaut in die Gebärmuttermuskulatur

Adhäsion:
Verwachsungsstrang

Androgen:
männliches Geschlechtshormon

Andrologie:
Lehre von den Erkrankungen der männlichen Geschlechtsorgane

Biopsie:
Entnahme einer Gewebeprobe zur mikroskopischen Untersuchung

Chromopertubation:
Durchspülung der Eileiter mit Farbstoff

Corpus Luteum:
Gelbkörper

Danazol:
künstliches Hormon zur Behandlung der Endometriose

Douglas-Raum:
Tasche am tiefsten Punkt der Bauchhöhle, zwischen Gebärmutter und Enddarm

Dysmenorrhoe:
schmerzhafte Regelblutung

Dyspareunie:
Schmerzen beim Geschlechtsverkehr

Endometriom:
Endometriosezyste oder -schwellung

Endometriose:
Krankheit, die durch das Vorkommen von Gewebenestern gekennzeichnet ist, die der Gebärmutterschleimhaut ähneln

Endometrium:
Gebärmutterschleimhaut

Fertilität:
Fruchtbarkeit

Fimbrie:
trichterförmiges Ende des Eileiters

Follikel:
Eibläschen

Gestagene:
Gruppe von Hormonen, die wie das Gelbkörperhormon wirken

GnRH:
Gonadotropin-releasing-Hormon; es bewirkt die Freisetzung von Gonadotropinen an der Hirnanhangsdrüse

GnRH-Analogon:
GnRH-ähnliches Medikament zur Endometriosebehandlung

Gonadotropin:
Hormone wie LH, FSH und HCG, die die Eierstocksfunktion steuern

Hormon:
Botenstoff des Körpers

HSG:
Hysterosalpingographie, Röntgenuntersuchung von Gebärmutter und Eileitern

Hypophyse:
Hirnanhangsdrüse, haselnußgroßes Organ an der Schädelbasis, das die meisten Hormondrüsen des Körpers reguliert

Hysterektomie:
Entfernung der Gebärmutter

Insemination:
(künstliche) Befruchtung

IVF:
In-vitro-Fertilisation; Verfahren zur Behandlung der Unfruchtbarkeit, bei dem nach einer Hormonbehandlung der Frau Eizellen unter Ultraschallkontrolle abgesaugt und im Reagenzglas mit Samenfäden des Mannes zusammengebracht werden; nachdem sich ein bis drei Embryonen entwickelt haben, werden diese in die Gebärmutter übertragen

Klimakterium:
Wechseljahre

Laparoskopie:
Bauchspiegelung. Eingriff, bei dem Gas in die Bauchhöhle geblasen wird, um die Organe mit einem optischen Instrument betrachten zu können

Laparotomie:
Operation mit Eröffnung des Bauchraums

Laser:
einfarbiges, energiereiches Licht, das zum Verkochen oder Schneiden von Gewebe eingesetzt wird

Menstruation:
Monatsblutung

Myom:
gutartige Muskelgeschwulst (der Gebärmuttermuskulatur)

Östrogene:
Gruppe von weiblichen Geschlechtshormonen, die in ihrer Wirkung dem Eibläschenhormon ähneln

Osteoporose:
Knochenentkalkung, bei Frauen oft Folge eines Östrogenmangels

Ovar:
Eierstock

Ovulation:
Eisprung

Palpation:
Tastuntersuchung

Pelviskopie:
Bauchspiegelung im Bereich des kleinen Beckens

Peritoneum:
Bauchfell

Prostaglandine:
Botenstoffe, die im Gewebe beispielsweise bei Entzündungsvorgängen freigesetzt werden

Rezeptor:
Eiweißstruktur auf oder in der Zelle, die Hormone bindet und ihr Signal für die Zelle verständlich macht

Rezidiv:
Rückfall

Sacrouterinbänder:
Bindegewebsstränge zwischen Gebärmutter und Kreuzbein, bei Endometriose oft befallen

Schokoladenzyste:
mit altem braunem Blut gefüllter Hohlraum im Eierstock, typisch für Endometriose

Speculum:
frauenärztliches Instrument (Spiegel) zur Betrachtung der Scheide und des Gebärmutterhalses

Spermiogramm:
mikroskopische Untersuchung der Samenflüssigkeit

Sterilität:
Verminderung oder Aufhebung der Fruchtbarkeit

Tube:
Eileiter

Tumor:
Schwellung, Geschwulst; sagt nichts aus über Gut- oder Bösartigkeit

Ureter:
Harnleiter

Uterus:
Gebärmutter

Zervix:
Gebärmutterhals

Zyste:
Bläschen- oder Hohlraumbildung; häufig am Eierstock; sagt nichts aus über Gut- oder Bösartigkeit

9 Literatur

Knörr, K., Knörr-Gärtner, H., Beller, F. K., Lauritzen, Ch. (1989): Geburtshilfe und Gynäkologie. Physiologie und Pathologie der Reproduktion. 3. Aufl., Springer, Berlin, Heidelberg, New York.

Litschgi, M. (1985): Genitalendometriose. Endometriose-Symposium Schaffhausen 1984. Karger, Basel.

Runnebaum, B., Rabe, T. (Hg.) (1994): Gynäkologische Endokrinologie und Fortpflanzungsmedizin. Springer, Berlin, Heidelberg, New York.

Schweppe, K.-W. (1984): Pathophysiologie und Klinik der Endometriose. Schattauer, Stuttgart.

Schweppe, K.-W., Bastert, G., Alt, D., Klosterhafen, B. (1994): GnRH Agonisten in der Behandlung von Endometriose und Uterus myomatosus. Zuckschwerdt, München.

Sachregister

Sachlich, kompetent, verständlich: Die Patienten-Ratgeber der Serie Gesundheit

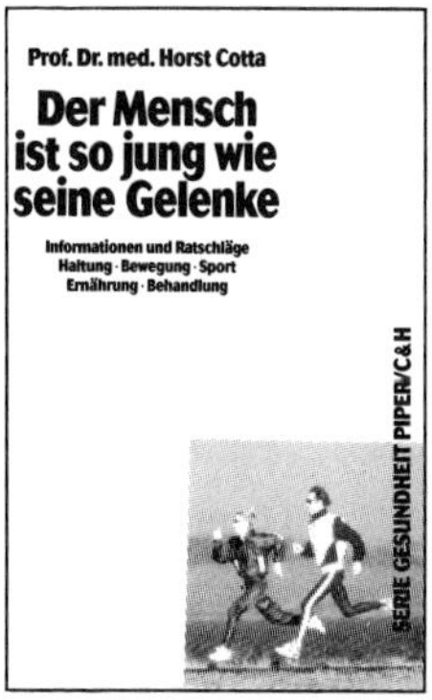

SP 2114

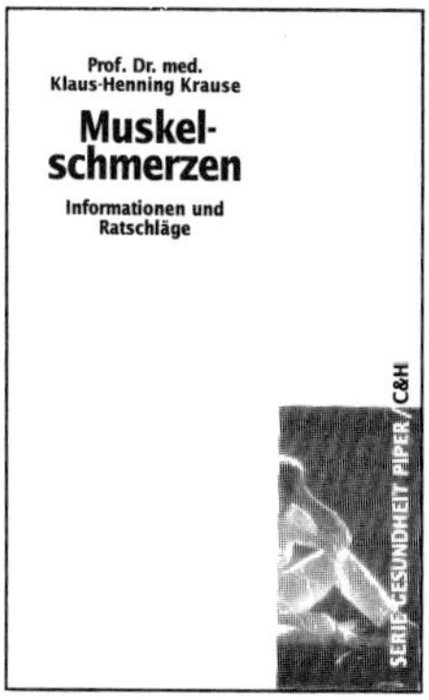

SP 2202

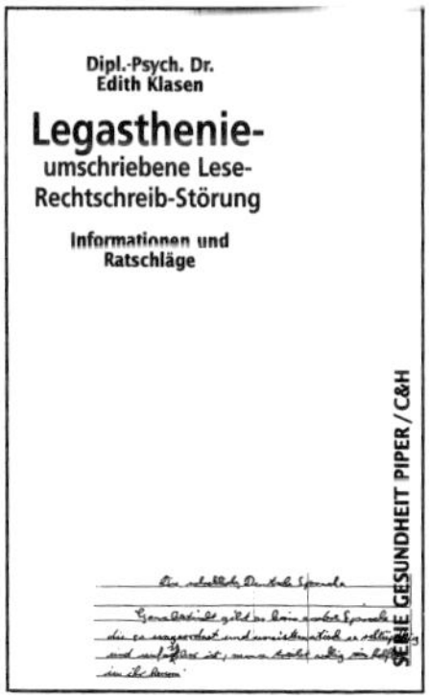

SP 2201

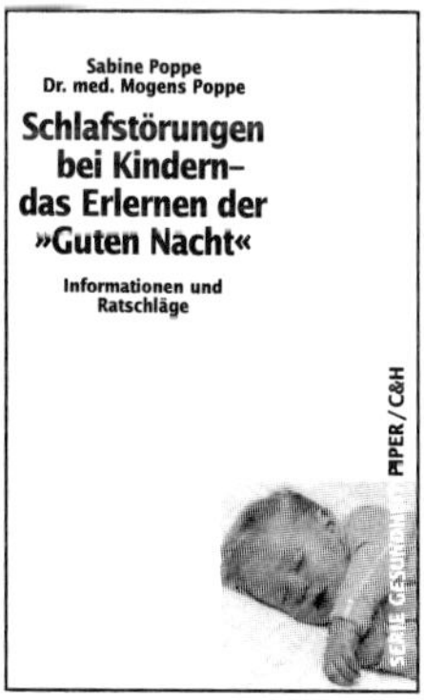

SP 2204

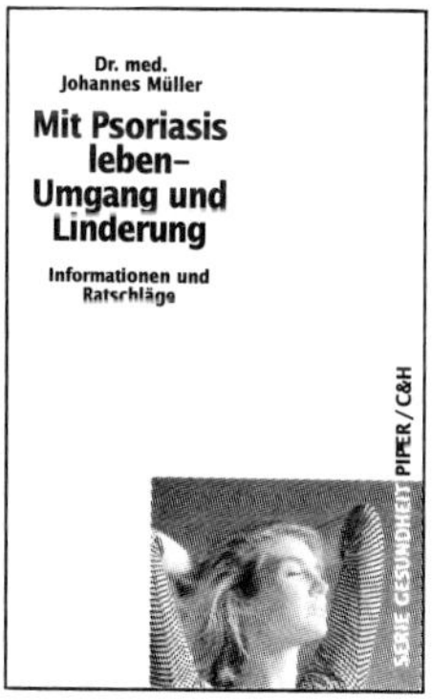

SP 2203

PIPER / C & H

Sachlich, kompetent, verständlich: Die Patienten-Ratgeber der Serie Gesundheit

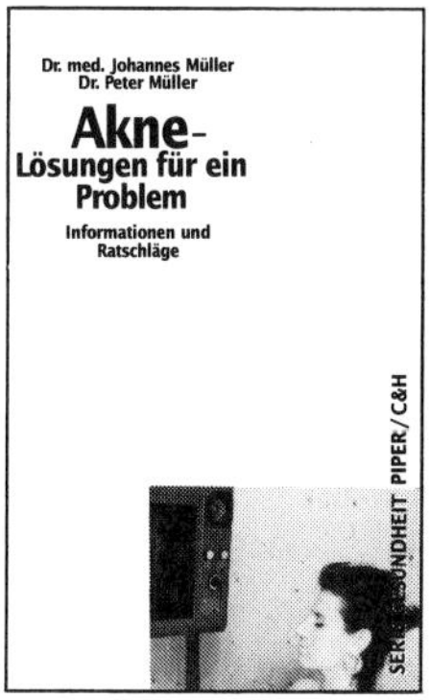

SP 1943

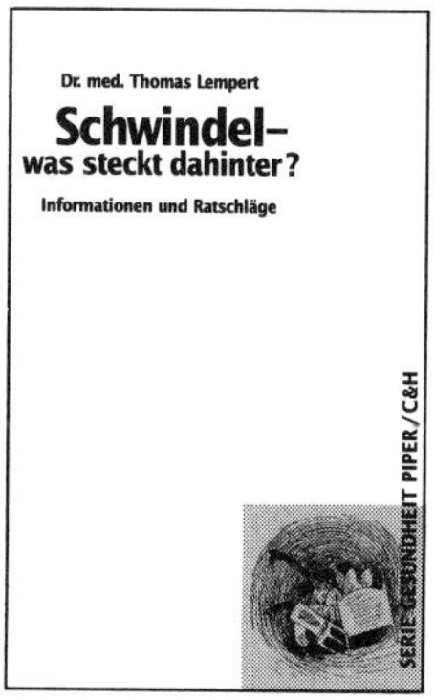

SP 1932

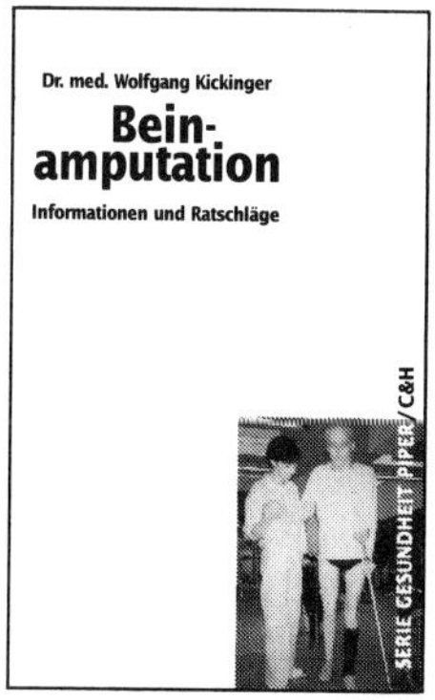

SP 1948

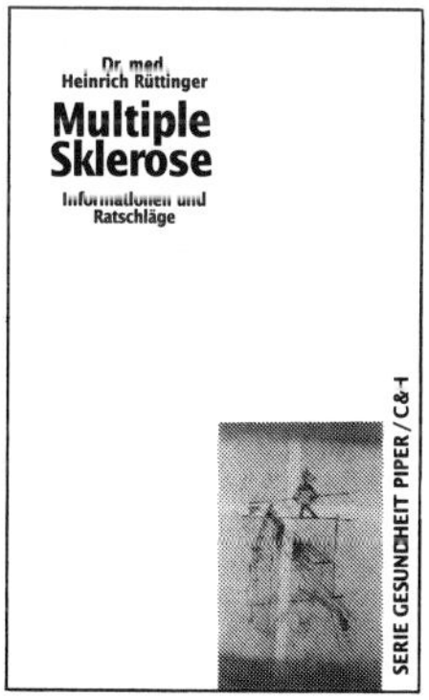

SP 1936

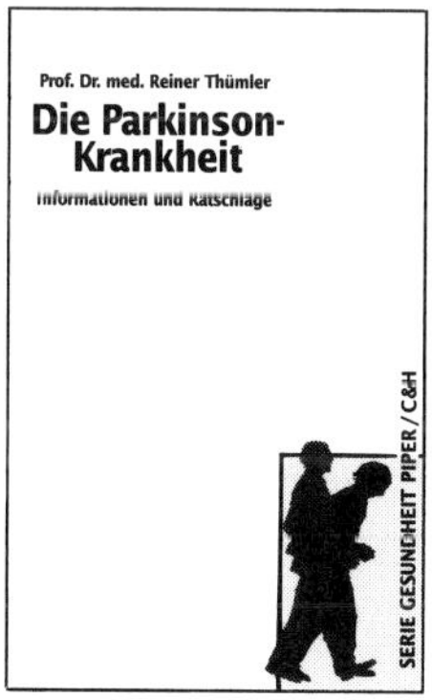

SP 1839

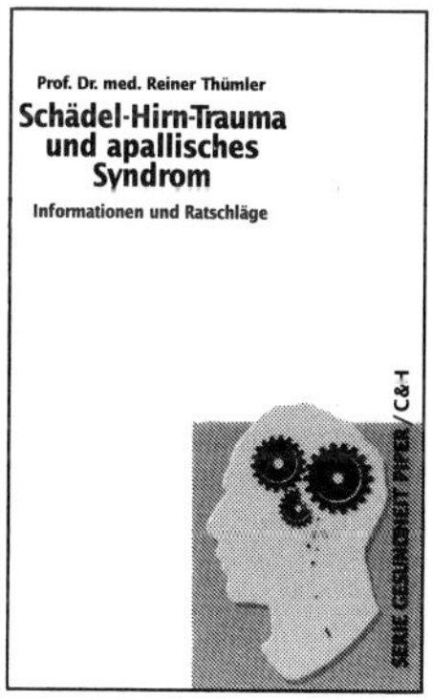

SP 1952

PIPER / C & H

Sachlich, kompetent, verständlich: Die Patienten-Ratgeber der Serie Gesundheit

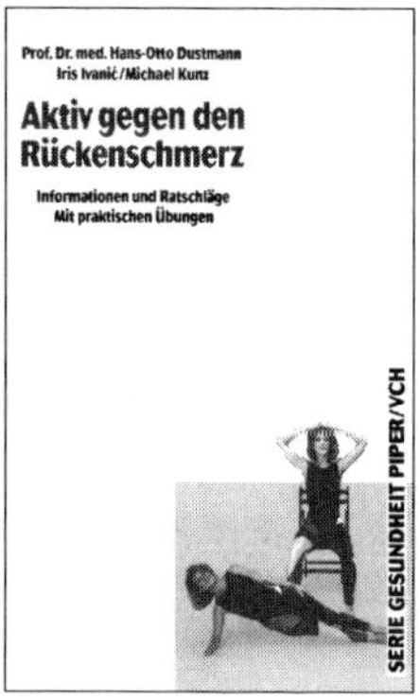

SP 1754

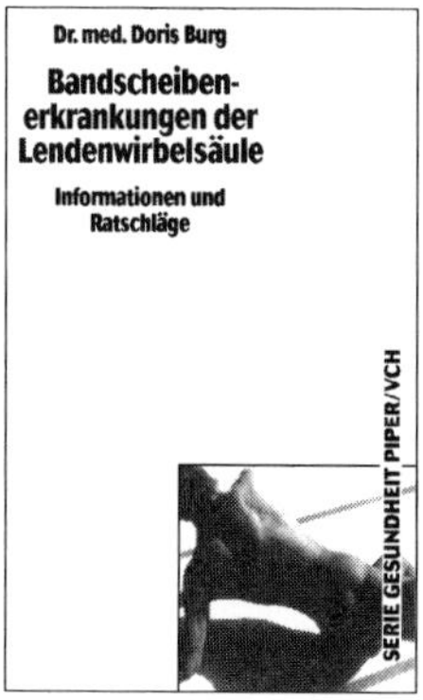

SP 1830

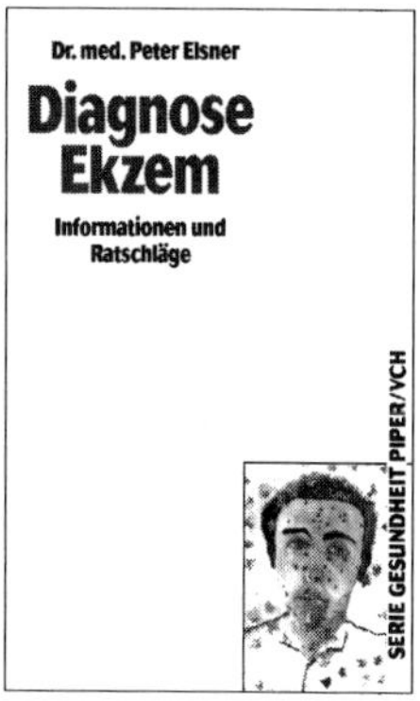

SP 1831

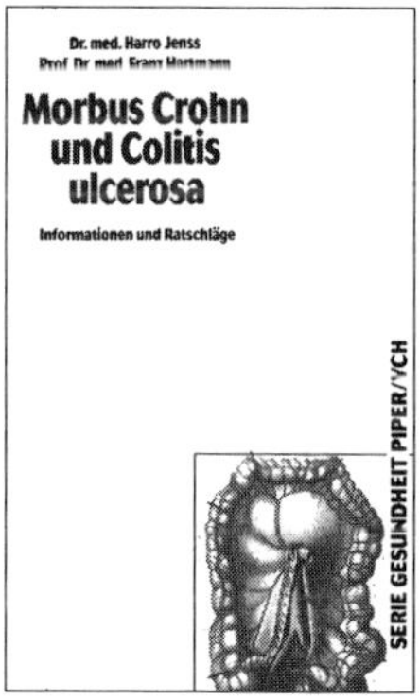

SP 1832

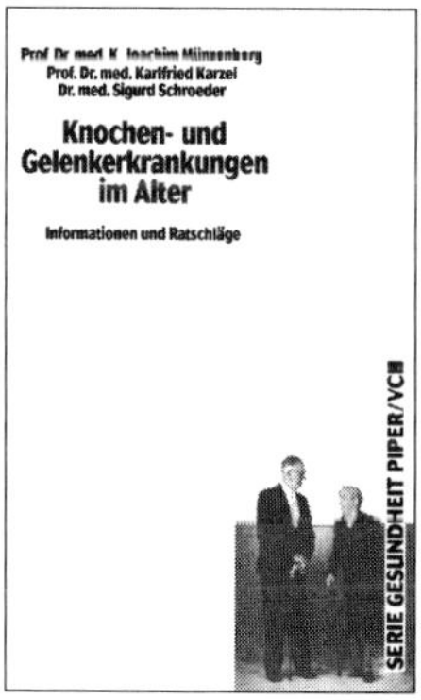

SP 1833

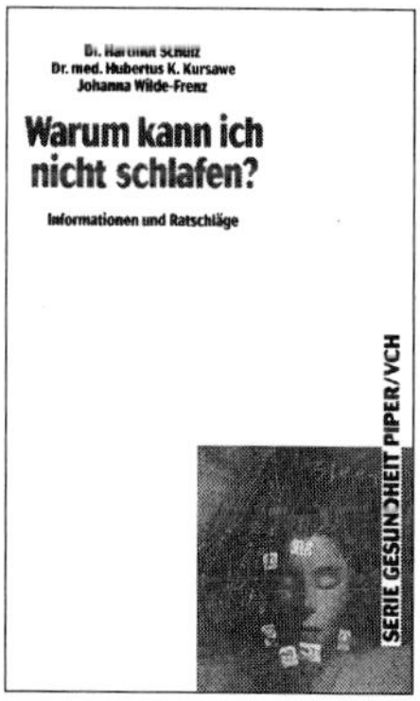

SP 1834

PIPER / C & H